《科学传奇——探索人体的奥秘》系列丛书

掀起肥胖的盖头来

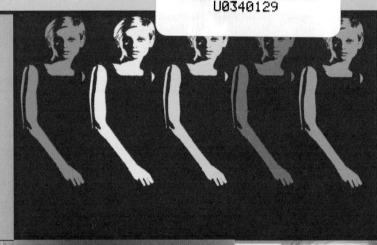

《科学传奇——探索人体的奥秘》
编委会　编著

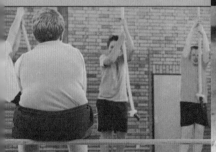

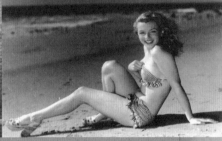

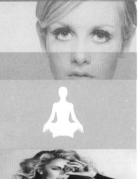

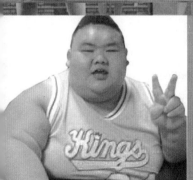

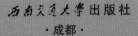

西南交通大学出版社
·成都·

图书在版编目（C I P）数据

掀起肥胖的盖头来 / 《科学传奇：探索人体的奥秘》编委会编著. —成都：西南交通大学出版社，2015.1
（《科学传奇：探索人体的奥秘》系列丛书）
ISBN 978-7-5643-3707-0

Ⅰ．①掀… Ⅱ．①科… Ⅲ．①肥胖病－防治－普及读物 Ⅳ.①R589.2-49

中国版本图书馆 CIP 数据核字（2015）第 016914 号

《科学传奇——探索人体的奥秘》系列丛书

掀起肥胖的盖头来

《科学传奇——探索人体的奥秘》编委会　编著

责 任 编 辑	张慧敏
图 书 策 划	宏集浩天
出 版 发 行	西南交通大学出版社 （四川省成都市金牛区交大路 146 号）
发 行 部 电 话	028-87600564　028-87600533
邮 政 编 码	610031
网　　　址	http://www.xnjdcbs.com
印　　　刷	三河市祥达印刷包装有限公司
成 品 尺 寸	170 mm×240 mm
印　　　张	13.5
字　　　数	219 千字
版　　　次	2015 年 1 月第 1 版
印　　　次	2017 年 8 月第 4 次
书　　　号	ISBN 978-7-5643-3707-0
定　　　价	28.00 元

前 言

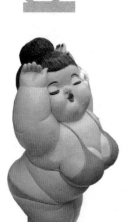

　　如今，随着生活水平的不断提高和饮食结构的日益变化，肥胖病的发病率在世界范围内逐年上升。据美国《国家地理》杂志上《你为何发胖》一文称：在美国，与体重超重相关联的死亡人数每年竟然高达 40 万人之多。在发展中国家，随着经济的发展和城市化的推进，超重和肥胖也呈日益上升趋势。因此，世界卫生组织的肥胖病专家警告说，肥胖症已成为全球的流行病，并可能成为灾难性的世界问题。

　　医学研究表明：肥胖与多种疾病密切相关，如糖尿病、高血压、高血脂、心脏病、脂肪肝等。可以说：肥胖就像人体内的一颗定时炸弹，时刻摧残着我们的健康，甚至成为我们身体的百病之源。

　　既然肥胖有这么多坏处，那么减肥也就成了肥胖者的必经之路。事实上，从古到今，从国内到国外，有关减肥的热潮一直未断，减肥方法也是五花八门。只是不论运用哪种方法减肥瘦身，都应结合自己的实际情况，不应盲目进行，否则就很有可能陷入减肥的陷阱，不仅于减肥不利，反而损伤身体，得不偿失。

　　"窈窕淑女，君子好逑"，这是鼓舞无数减肥大军"奋勇前进"的原动力，只是减肥必须量力而行。如果通过多种方法仍无法让自己的身体瘦下来，那么不妨调整心态，坦然地接受现在的自己。要知道，肥胖并不能左右我们的快乐。要想减肥，首先就要给自己减压，让自己从内心快乐起来。只有内外兼修，才有可能健康地远离肥胖，找回快乐的自己。

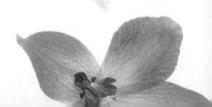

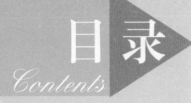

目录
Contents

Contents

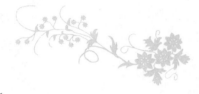

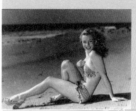
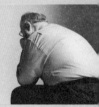
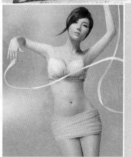

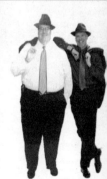

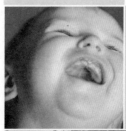

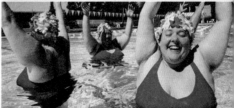

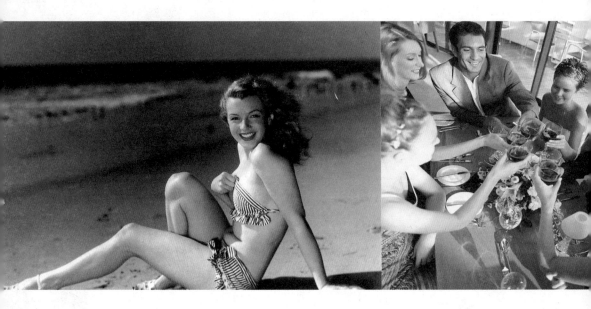

PART1

第 1 章

认识肥胖

要想拥有凹凸有致的热辣身材先得从认识肥胖入手，清楚自己是否应该加入减肥的大本营，一味地盲目蛮干往往只会事倍功半、得不偿失。

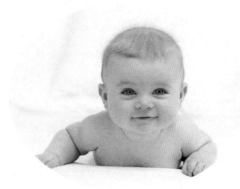

古人眼中的
喜腴厌瘦 >>

假如让你穿越时空回到我国唐朝或者世界知名的画家鲁本斯的那个时代，你一定会看到很多胖美女。即便不用回到那么久远的历史中，只把近代的玛丽莲·梦露或邓丽君等明星拿来与当今的模特们比一比，就感觉现在的模特实在太骨感了。究竟是从什么时候开始，胖与瘦成了衡量美与丑的标准了呢？古代的胖人也要像当代的人们一样绞尽脑汁、奋不顾身、不遗余力地把减肥当成时尚吗？睿智的古人早已预见到后人的疑惑，于是通过壁画、诗句、雕像等各种手法告诉后人他们当时对胖与瘦的推崇和界定标准。特别是崇尚"肥硕之美"的文化观念占据了人类发展很长的历史时期，并一度达到了鼎盛状态，这让许多当代胖人为自己的生不逢时感到郁闷。

※ 玛丽莲·梦露早期的怀旧照片

古人崇胖还是尚瘦？对于这一话题非要追本溯源的话，想必从原始社会开始，人类萌芽的文化意识里就已经产生了审美的倾向性。社会生产力极端低下的原始先民们为了追求部落或氏族的人丁兴旺，便会对繁衍能力强的人充满赞美和向往之情，一些

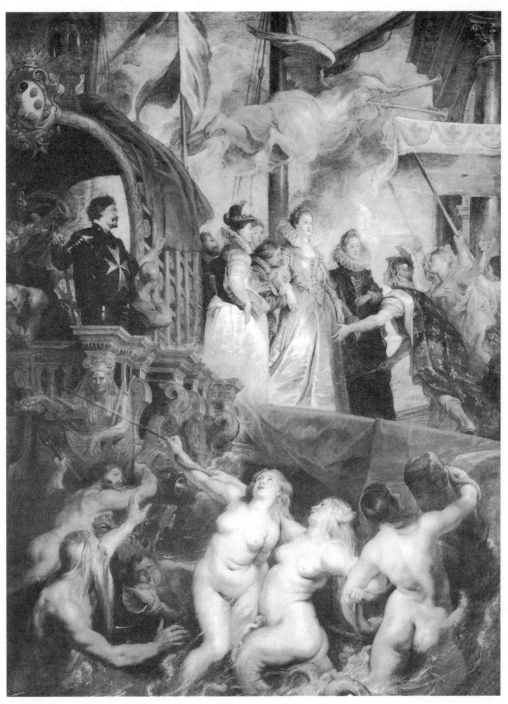

※ 世界知名画家鲁本斯作品——《玛丽皇后在马赛港登陆》

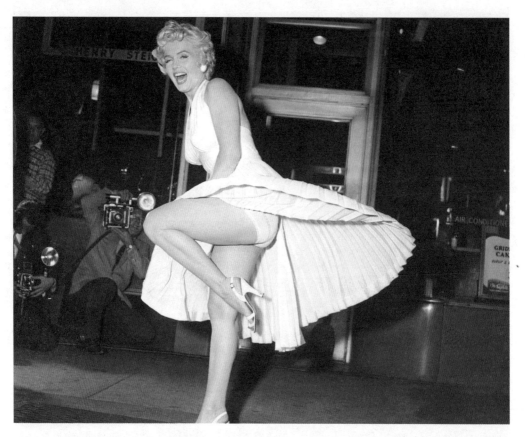

※ 如众星捧月般的性感女神——玛丽莲·梦露

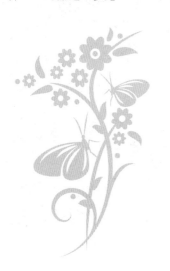

部落的先民更是把硕大肥美的生殖器官当作神物来顶礼膜拜。他们不仅仅有生殖崇拜，更是将这种崇拜升华到审美情趣的精神领域并形成社会礼仪：到野外给妇女分娩举行祝祷仪式，祈求丰肥的产妇把好运传递给肥沃的大地。

随着奴隶社会出现了剥削与被剥削阶级之后，社会分工更加细致，致使一些劳动少吃饭多或专职生育的"贵族"们有了肥胖的社会基础。这部分人成为当时财富、健康、权力、地位等社会价值很高的象征，是人们崇拜和追捧的对象。社会生产力日渐提高以后，人们对待剩余食物最好的储存办法就是将它们吃掉，把食物转化成脂肪储存在身体里。

当人们的身材逐渐丰腴起来，开心的祖先们在墙壁、碗罐、兽皮、甲骨等器物上面刻画出社会的众多活动仪式，并创造了躯干肥大、肚子圆润、乳房丰盈、四肢粗壮等特点的偶像来满足人类最初的信仰。古代许多民族的生殖之神都符合这些特点，而以送子观音、送子娘娘等女性形象作为生殖之神的中国，更是彰显了珠圆玉润的丰腴之态。

关于赏识肥胖美的文献，我国的古人早已有了记载。《诗经·泽陂》中表述"有美一人，硕大且俨"，即在周朝时期人们就赞叹"好胖大的美女哟！"还有《礼运》中的"肤革充盈，人之肥也"，以及出自《大学》中的"心广体胖"，等等。这些描写肥胖的古籍篇章距今已有 2 000 多年的漫长历史了。然而，在春秋战国，已经出现了楚王"好细腰，宫人多饿死"

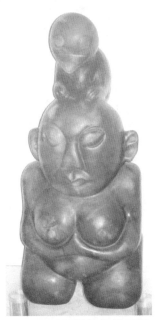

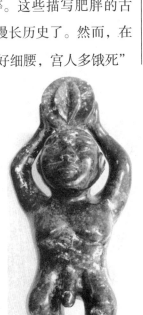

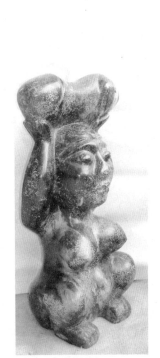

※　肥硕彪悍的女性形象是远古人类推崇的美的代表

※　男性双手高举女性阴部，突出古人对性的崇拜

※　一个以女性为主的种族以男阳为崇拜物是很正常的，它代表对性和生殖的渴望

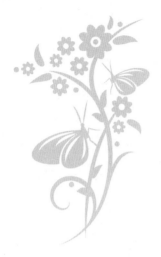

※ 唐代女子丰腴的体态，内衣半露，袒胸露臂，云鬓蓬松，性感的装扮在中国古代可谓空前绝后

的极端案例。因此，当时的一些先知就已隐隐感觉到，民族习俗以及社会文化对"丰乳肥臀"具有极强的影响力：当历史上特定时期或特定民族把丰满肥硕作为流行趋势的时候，那么在这个时期或者这个地区就会到处充斥着时尚身材的肥胖达人。

说起肥胖达人的时代不得不提到隋唐，这一时期称得上是中国封建社会的鼎盛时期。三国时期著名玄学家荀粲曾说"妇女德不足称，当以色为主"，有了"美德"这个理论依据之后，再加上当时国力强盛、文化繁荣、对内宽松、对外开放，致使束缚妇女的枷锁相对较少，因此女性自觉自愿地追求肥美，城池内外呈现出一片雍容华贵的景象。唐代女子丰腴的体态，高耸的发髻，飘扬的披帛，浓妆艳抹的打扮是中国历代女性中最为大胆和性感的，淋漓尽致地体现出"丰肥浓丽、热烈放姿"的盛唐气象。唐代名画《簪花仕女图》中所画的女子也印证了唐代女性的特质：着轻薄花纱，佩彩绘披帛，内衣半露，袒胸露臂，云鬓蓬松，戴硕枝花朵，簪上步摇钗，性感的装扮在中国古代可谓空前绝后。大量的唐代陶俑、绘画、雕塑以及各类艺术作品也都充分展示了那

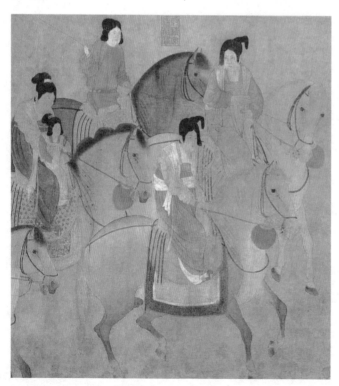

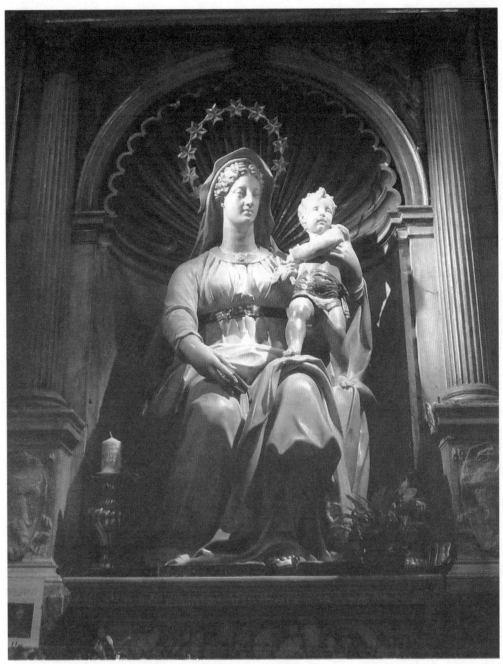

※ 身体丰腴壮硕的圣母玛利亚怀抱胖胖的婴儿耶稣

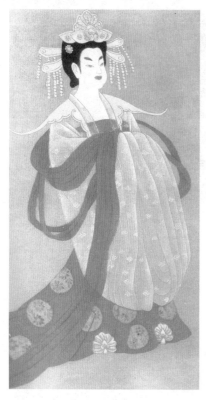

※ 中国历史上最牛、最叱咤朝野的美女恐怕就是这位武媚娘了

个时期女性腰肢浑圆、丰乳肥臀的形象，使得这些作品有强烈的视觉冲击力，极富感染力。尽管整个唐代三百年历史中人们的审美经历了由清秀到丰腴、由拘谨到开放的渐变过程，但令后人瞠目结舌的依旧是盛唐时期袒胸露背、仪态万千、自信张扬的胖美人形象。

从富贵大唐脱颖而出的佳人当属女主武则天和贵妃杨玉环了，这两位胖美人堪称"丰肥浓丽、热烈放姿"的典型代表。集智慧、美貌和胆识于一身的中国历史上唯一的女皇帝武则天究竟有着怎样倾国倾城的容貌，以至于竟然能把李氏家族的两代皇帝迷得神魂颠倒？遗憾的是照相机问世得太晚，没能捕捉到如此的可人儿，但是根据史书中"方额、广颐、凤颈"的描述，后人可以联想出她有着宽额头、大脸盘、浑圆重叠的颈部以及富态丰满的身形，从而博得了

你知道吗

杨贵妃到底有多胖？

据野史考证称：杨贵妃身高1.64米，体重138斤；另有一说是杨贵妃身高1.55米，体重120斤。但杨贵妃究竟有多胖，人们只能从唐代诗词、雕塑、书画、陶俑及各类艺术作品中寻得一丝痕迹。

白居易的《长恨歌》中，一句"温泉水滑洗凝脂"，足以让人从字里行间体会到杨贵妃的丰腴。据苏轼的《孙莘老求墨妙亭诗》说："杜陵评书贵瘦硬，此论未公吾不凭，短长肥瘦各有态，玉环飞燕谁敢憎。"美人的胖瘦本与书法隔着十万八千里，居然也被苏老先生联系到了一起，真是匠心独具。此后，"环肥燕瘦"这一成语也就流传开来，渐渐跟书法毫无瓜葛了，而是回归到它最本真的含义，说的就是女人的身材。

"媚娘"的雅号。而千古流传、家喻户晓的中国古代四大美女之一的杨玉环跟女皇武则天一样无法留下玉照，后人也只能根据诗歌、史料等的描绘去想象她那"回眸一笑百媚生，六宫粉黛无颜色"的国色天香，更是在"从此君王不早朝"的史实中猜测她那醉人的魅力。

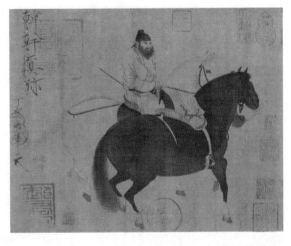

※ 《牧马图》，唐韩干绘制
从画风来看，牧马人两腮胡须，体格高大肥壮，是为胡人相貌；马匹神骏雄健，属西域之品种；在造型上，黑马健硕丰满，生动逼真，但在线条的描绘上却是细致流畅

其实，唐代崇尚的丰肥之美丝毫没有逊色于传统审美观所提倡的窈窕淑女形象，而大唐的这种审美观念正是盛唐如日中天的真实写照。曾有人质疑唐朝以胖为美是因为生活水平低下，瘦人多，胖人少，因此物以稀为贵。然而诗圣杜甫的"稻米流脂粟米白，公私仓廪俱丰实"却真实地反映了大唐丰衣足食繁荣昌盛的景象。不单是物质资源丰富，高度开放的体制以及发达的文明更使唐朝人自信满满。俗话说，心宽自然体胖，历史上千里饿殍、骨瘦如柴的时期很多，也没见得物以稀为贵而流行肥胖之美。另外，兼容并包的大唐与当时的西域、大食（阿拉伯帝国）等130多个国家交往，唐朝人受不同文化的影响和熏陶，见识了波斯等人高马大种族的奔放之美，使得唐人眼界开阔，不拘泥于传统，积极热情地与各民族融合。透过唐人独特的时代背景和文化视野，我们可以清楚地洞察到唐人的审美理念不仅仅局限于体态上的肥与瘦，衣着上的遮与露，而是一种广义的、全方位的审美倾向。这种倾向渗

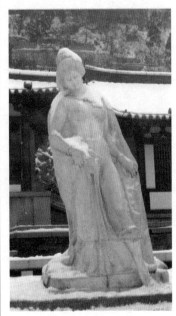

※ 杨贵妃雕像（贵妃出浴），身高 164cm，体重 69kg，给后人留下了尺幅春光

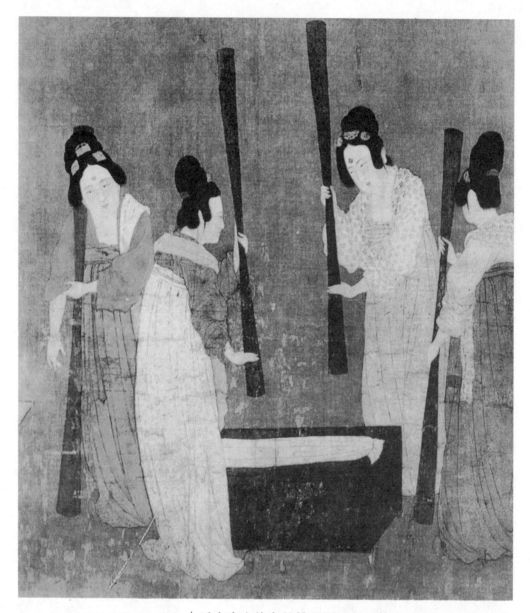

※ 《捣练图》是盛唐一幅重要的风俗画。画面表现宫女加工绢丝的场面，生活气息甚浓，妇女形象均为丰颊硕体，服饰艳丽

透在唐人热衷的雄强圆厚的颜体书法中；渗透在饲养骠肥臀圆的骏马中；渗透在建造宽阔峻伟的都城中；渗透在高贵华丽的牡丹中……

让国人骄傲和自豪的大唐，实际上是汉族与鲜卑族共同创造的一个伟大王朝，是华夏文明精粹与草原狼图腾的完美结合，唐王朝的人们也传承了隋朝皇族母系的强悍鲜卑性格。统治者的血统决定了唐人对健硕的体魄特别青睐。开国皇帝唐高祖李渊的生母、皇后、一个儿媳都是鲜卑人，也就是说李唐皇室的血统中至少有一半是鲜卑血统，而鲜卑族的游牧生活造就了这些人彪悍、健硕的体魄。所以，唐朝几代国君皆宠爱丰肥的女性并举国宣扬肥硕之美也就合情合理，不难理解了。

其实世界各地早期的文明中，都有跟肥胖息息相关的各种文献和艺术作品。四大文明古国之一的印度，从公元前3世纪的佛教造像直至公元8世纪的印度教雕像都存在一个共同的突出特点：女性臀部丰满，四肢粗壮，乳房硕大而夸张，彰显了印度崇尚的女性肥美之风。在奥地利的摩拉维亚附近的威冷道夫洞穴中，出土的一尊旧石器时代软质石灰石刻成的女性小圆雕像与印度宗教雕像非常相似：这尊女性雕像同样是腹部宽大，腰粗腿壮，乳房突出。这

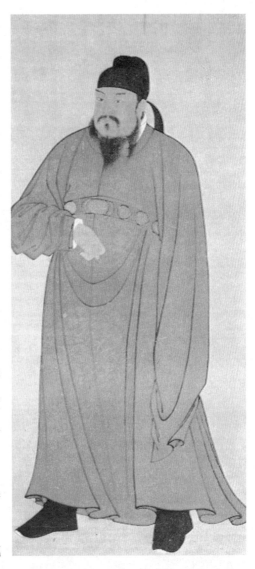

※ 唐高祖李渊，身材魁梧壮实，体现出鲜卑族彪悍的一面

知/识/链/接

唐朝男人的肥硕绝不逊色于女人

唐朝不仅女人肥，男人也肥，杨贵妃的干儿子安禄山就是其中的一个。据《旧唐书·安禄山传》记载："禄山晚年益肥胖，腹垂过膝，重三百三十斤……至玄宗前作《胡旋舞》，疾如风焉。"安禄山重三百三十斤，居然跳"胡旋舞"还能疾如风，真不可思议！

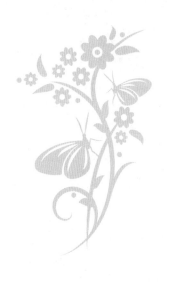

不仅折射出母权制社会中对女性的崇拜，也反映了当时实际生产生活中已出现了肥胖的女性。更为传奇的是，早在公元前500年左右，古希腊的医圣希波克拉底就已系统而全面地阐述了肥胖，并且深刻体会到肥胖所带来的灾难，潜心研究出迄今为止仍旧流行的诸多减肥方法。

欧洲文艺复兴时期，人们逐渐把高产量的土豆和玉米作为餐桌上的主食，致使他们的饮食结构发生了很大的变化，加上咖啡和巧克力的引入，欧洲人彻底迎来了肥胖时代。从这一时期的画作和雕塑上看，裸体美女的体态都是臃肿丰腴的，而男性的体格也极其健硕魁梧。尽管比神雕大侠杨过还少一个臂膀，维纳斯却因体态丰盈健美而成为世界公认的美神。传说公元前4世纪的雅典，有一位叫芙丽

※　维纳斯（Aphrodite），古希腊神话人物。她是宙斯和大洋女神狄俄涅的女儿。又说她从浪花中出生，故称"阿芙洛狄忒"（出水之意）

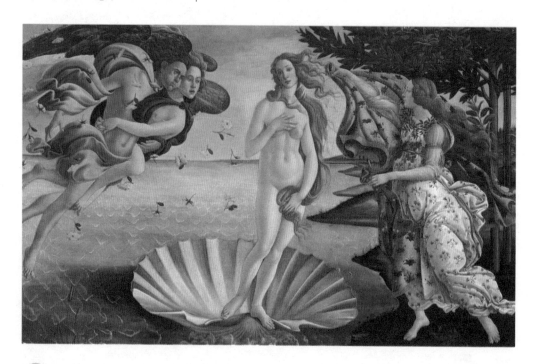

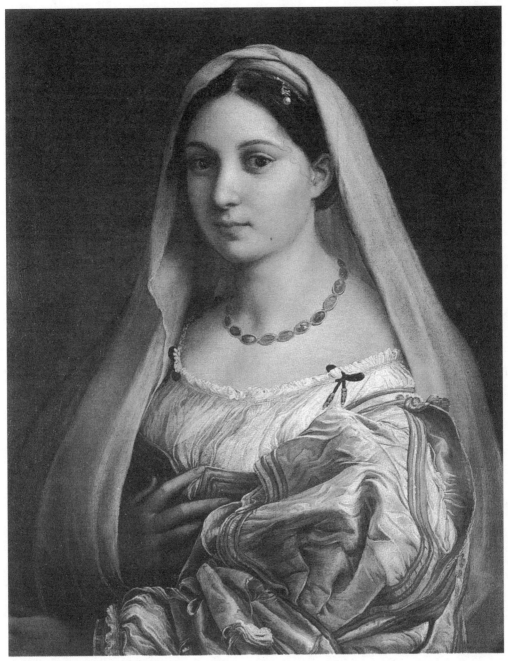

※　《披纱的夫人》又名《冬娜·薇拉塔》，是拉斐尔笔下著名的丰乳肥硕女性之一

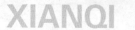

涅的极品美女，每当祭祀海神的洗礼仪式时，她才赤身裸体地从海水中跳出，暴露给圣境的人们一副完美的躯体，可是她却因此背上亵渎神灵的罪名被传唤到法庭。审讯中，辩护律师要求她面对在场的陪审团及公众，于众目睽睽之下脱去衣服。而当芙丽涅赤裸全身站立在所有人面前时，法庭终究抵不住压力和诱惑，不忍让如此尤物消失于人类的视线，最终判她无罪。后来19世纪浪漫的法国画家热罗姆凭借这个传说创作了油画《法庭上的芙丽涅》，生动形象地塑造了丰腴饱满的极品女人。中世纪以后，席卷了大半个欧洲的文艺复兴运动影响了一批艺术家的审美情趣。特别是这个时期杰出的画家拉斐尔笔下的女性，无论是圣洁的圣母、清纯的少女，还是暧昧的"披纱的夫人"几乎都是丰乳肥臀。这也从一个侧面反映出中世纪的欧洲社会喜腴厌瘦，推崇丰肥之美的社会风气。直至18世纪，人类逐渐意识到肥胖的潜在隐患，逐渐开始推崇平衡饮食、肥瘦适中的理念，并出现了世界上第一本中规中矩阐述肥胖以及节食的著作。那时的绿菜红肉、干稀混搭的饮食结构以及通过发汗、利尿、拉肚子等排"油"的减肥方法跟当今的已无两样。

纵观古今中外，无论是历史悠久的文明古国，还是近代崛起的新兴国家，都对不同时代赋予了不同的美的标准。所谓"一白遮百丑""樱桃唇，杏仁眼"都是男人眼中美女必备的条件之一，但这并不是备受推崇的唯一标准。近些年，人类的审美观念逐渐开放，允许"百家斗艳"的各种美共同绽放：小麦色的肌肤是野性、奔放的象征；厚大的红唇是性感的寓意；细长的小眼是迷人的标志，等等。对于身材的追求也不仅限于细可盈握的腰肢、骨瘦如柴躯干，而是向着丰腴结实、肉感四射、凹凸有致的多元化发展。极端的喜腴厌瘦或是重瘦轻肥都是落伍的旧观念。读史使人明智，在透视了古人眼中的肥瘦观之后，想必爱美人士对自己的身材要求也将会产生新的规划吧。

※　《法庭上的芙丽涅》，画面上芙丽涅处于中心突出位置，由于当众裸露，她下意识的遮掩动作使感情得到了升华。站在一旁的辩护律师的姿势和表情异常严肃、坚定，美的高尚和不可亵渎的意志均在他的姿势、表情中得到体现。众法官的怜悯、领悟或者贪婪、呆滞的目光，以及坚定的举止或失措的表情，充分显示了在美面前的人生诸相以及人性的复杂与矛盾

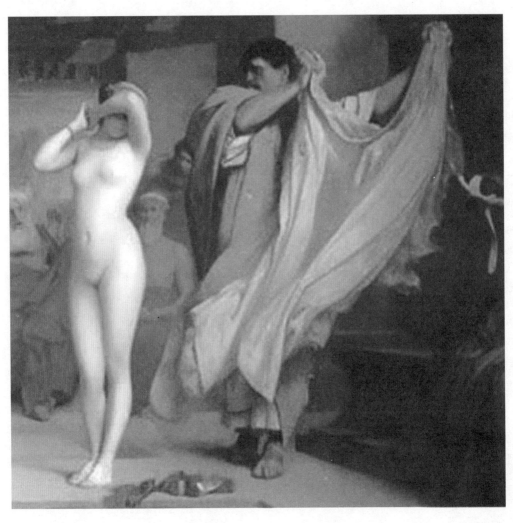

掀起了你的盖头来——
揭开肥胖之谜 >>

XIANQI LE NIDE GAITOU LAI
JIEKAI FEIPANG ZHI MI

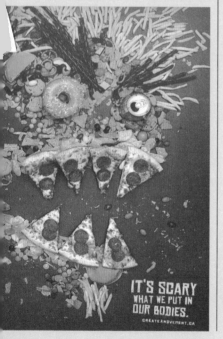

※ 色彩诱人的食物，极易导致暴饮暴食，就像是一头猛兽，正在慢慢侵蚀人们的健康

当代的时尚潮人们一听到肥胖二字，都惊恐万分，生怕它与自己产生任何瓜葛。尽管他们也欣赏丰乳肥臀、珠圆玉润的艺术作品，但若真让他们拥有作品里"风姿绰约"的身形，怕是万万不肯的，毕竟欣赏丰腴的时代已经离今人远去。历史的车轮又一次滚动到了"楚王好细腰，宫人多饿死"的时代，可是今人比楚王宫人聪颖得多，至少不会为了细可盈握的腰肢而愚蠢地毁掉自己的身家性命。相反，人们厌恶肥胖不仅仅是因为恼人的身材，更是为了追求健康和高品质的生活。可惜肥胖并不以人的意志为转移，暴饮暴食、天生遗传、缺乏锻炼等，都会在一定程度上损害我们的身材和健康。

早在 1997 年，世界卫生组织就已经把肥胖列为继吸烟、艾滋病之后的第三大慢性杀手。伴随着物质的极大丰富、享受生活理念的深入人心，肥胖的同化趋势正以触目惊心的速度和广度在全球蔓延开来。与 20 世纪 80 年代相比，全世界超重人数已超过 12 亿人口，尤其是美国、英国等欧美发达国家体重超标的比例分别占到总人口数近三分之二和一半，每年花费在肥胖症上的支出占医疗总支出的 2%~5%。中国赶超英美的速度也毫不逊色，据国内调查数据显示，14.7% 的中国人体重超标，其中城市人口中的肥胖者占 17%，而北京市的肥胖人口超过总人口数的 30%。更为触目惊心的是，中国的儿童肥胖者已经超过半数，全球近20% 的体重超标者或肥胖者是挂在中国人的名下。专家预测，未来十年中国肥胖人口将会超过 2 亿。

这样庞大的肥胖基数的确叫人不寒而栗，新的形势告诉人们，肥胖已经不再是单纯的脂肪超标，而是借助过量脂肪的隐形衣潜伏着各种疾患的慢性病，所以祛除身体冗余的脂肪并防止它再生的观念应该逐渐转换为抑制"肥胖身体机能"产生或将"肥胖身体机能"向"正常身体机能"调整的策略。

长期以来，国际上惯用的体重指数（BMI 指数）公式是：体重指数＝体重（公斤）÷身高（米）的平方，得出的数值在 18.5~24.9 之间属于正常。对亚洲人而言，当 BMI 指数超过 23 时，就表示肥胖；而对欧洲人而言，这一指数的正常标准为 25 以下。另外，世界卫生组织对于男性和女性的标准体重有不同的计算方法：男性的标准体重＝（身高 cm － 80）×70%；女性的标准体重＝（身高 cm － 70）×60%，得出的结果正负小于 10% 为正常体重，在正负 10%~20% 之间说明体重过重或过轻，正负超过 20% 以上的则是肥胖或体重不足。但这些计算方法仅能反映出监测肥胖的一个侧面，东西方人种的不同决定了肥胖的类型存在差异，西方人普遍是整个身体的肥胖，而东方人的肥胖则偏重于中心型也就是说腰腹部的肥胖，这也属于中国人特有的胖法。单凭体重指数超过 25% 的中国人与欧美人来说简直是缺乏可比性，但大腹便便

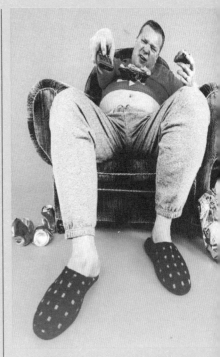

※ 中国古人形容能吃的家伙叫"饕餮"，它是贪吃的怪兽

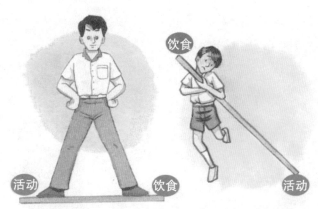

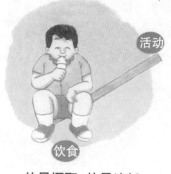

热量摄取=热量消耗　　　热量摄取<热量消耗　　　热量摄取>热量消耗

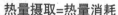

※ 热量摄取与热量消耗的关系

潘明一家三口出门常常会引来各种奇异的目光,爸爸挺着套有三层游泳圈的"将军肚"气喘吁吁地踱着四方步;妈妈笨重的大象腿支撑着水桶腰和肥大宽厚的躯干汗流浃背地跟在爸爸身后。而潘明尽管没有老爸苹果型的体魄,也不具备老妈鸭梨型的身材,但圆头圆脑通体肥胖的他像个小皮球似的围绕在"苹果"和"鸭梨"之间。

的腹型肥胖者却叫欧美人咋舌。研究发现,体重指数正常或不是很高的人,若男性腹围超过101cm,女性腹围大于89cm,或者男性的腰围/臀围比值大于0.9,女性大于0.85的腹型肥胖者,其危害与体重指数高者不相上下。因此专家建议,除了重视体重指数之外,中国的男性正常腰围应控制在85cm以内,也就是常说的两尺六以内;而女性的腰围最好控制在80cm以下,即两尺四以下,不然水桶腰的雅号非你莫属事小,身心健康亮起红灯可就事大了。

貌似肥胖者均表现为体态臃肿,其实臃肿的方式是各有特点的。很多人"好"吃"懒"做,囤积了大量的脂肪,既不想运动也不愿改变饮食结构,所以人们管这种胡吃蛮睡的肥胖叫单纯性肥胖。

有家族肥胖遗传倾向的婴儿从出生后至半岁左右,其脂肪细胞会有一段极为活跃的增殖期,婴儿体内的合成代谢超过分解代谢导致食欲大增,若在此期间营养过度就会引起脂肪细胞增加,而此后即便再控制饮食也无法挽回肥胖的宿命,因此对待这种单纯体质性的肥胖就要把它扼杀在摇篮中,绝不能任其发展，等到脂肪细胞增加到一发不可收拾的地步再捶胸顿足就晚了。潘明就是继承了父母的"优良肥膘"，从小到大爷爷奶奶疼、爸爸妈妈宠，恨不能一气吃足六个亲人喂的鸡蛋、牛奶，大人生怕孩子亏了嘴，结果营养过剩的潘明有了可以装下两个同龄孩子的身材。这彻底点燃了脂肪细胞疯长的导火索而一发不可收拾，现在被医生诊断为肥胖症的潘明强制减肥的痛苦让全家人都跟着捶胸顿足。

另一个与之截然相反的单纯获得性肥胖，往往是在成年之后肆无忌惮地摄取高热量、高脂肪等食物引起的，其结果是营养过剩、脂肪细胞肥大（但脂肪细胞数目不增加），表现在体型上是躯干肥硕粗壮。中国人独特的苹果型肥胖和鸭梨型肥胖就是这一类型身材生动形象的写照。

※　如果彻底点燃了脂肪细胞疯长的导火索就会一发不可收拾

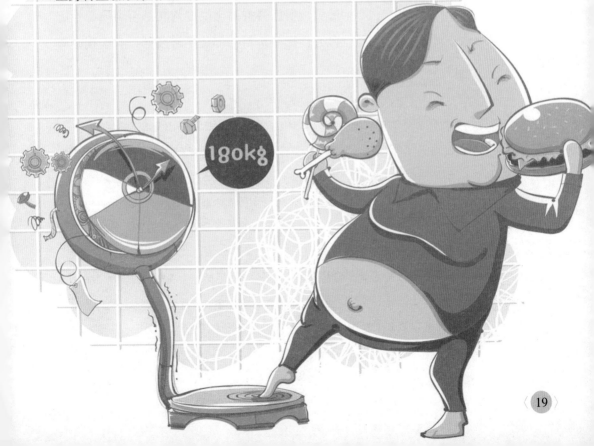

180kg

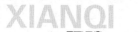
可是怎样才能对号入座，找出自己肥胖的类型呢？

首先，最简单的办法就是根据肥胖发生的情形判定：如果家庭成员中有膀大腰圆、魁梧健壮的亲人，而自己本身又食量惊人、通身均胖，这种情况多为体质性肥胖；而成年后因生活压力导致无规律的饮食，运动量的减少，作息紊乱，身体除了日渐发福之外又没有其他不适，这样的情形即为获得性肥胖。

其次，注意一下自己的身高、体重、肌肉发达程度、有无水肿及先天畸形等体态特征。通常情况下，女性的脂肪大量集中在臀部以及下肢；男性的脂肪则多分布于上半身，以胸腹部为主。倘若女性呈男性化或男性呈女性化趋势发展，则要注意第二性征的发育情况。

最后，根据腰臀围比值可判断是否为向心性肥胖。向心性肥胖最粗的部位是腰腹部，它区别于臀

你知道吗

"瘦素"的不作为导致肥胖

1994年，英国学者首次成功地克隆了遗传性肥胖小鼠的肥胖基因及其人类的同源序列，于是把它命名为"瘦素"。人与小鼠瘦素的氨基酸序列有84%是相同的，遗传性肥胖小鼠就是因为肥胖基因发生突变，从而产生了一种短而无效的"瘦素"，导致肥胖及糖尿病的产生，而利用重组"瘦素"可使遗传性肥胖小鼠的体重下降并恢复正常的血糖，这一结果使人类对于肥胖的研究进入了分子时代。随着研究的进展，人们了解了"瘦素"对于调节饮食、维持能量平衡、协调机体内分泌变化等的作用。"瘦素"需与分布在大脑内以及外围组织的肾、肺、肝等受体相结合才能发挥作用，因此绝大多数的肥胖者"瘦素"难以长途跋涉到达受体发号施令或因"瘦素"结构发生变化导致其作用的部位不起反应，造成"瘦素"抵抗，就像胰岛素罢工一样，迫使人们对食物贪得无厌。

围最大的匀称型肥胖。很多更年期后的妇女，臀围逐年缩小，相比之下腰围却在与日俱增，且四肢变细躯干渐粗，此时就很可能出现腰围大于臀围的向心性肥胖症状。

其实，很多人吃的并不多也经常参加体育运动，但依然摆脱不掉肥胖的宿命，所以人们总是这样抱怨："我喝口凉水都会长肉，而某某某嘴一刻不闲地吃也不见胖。"

事实上，遗传基因这个短小精悍的家伙早就谋划出了一个人身材的高矮胖瘦，肥胖的种子既已从生命的萌芽时期就种下，这种无法掌控的遗传基因注定是日后肥胖形成的重要内在因素。但是，这也不是唯一的决定因素，通过后天的努力，先天的阴谋有时也会破灭。科学家们通过努力，已经在小鼠和大鼠的身上实验发现了肥胖的遗传方式、肥胖发生的年龄段以及遗传性肥胖小鼠的脂肪分布特点，而这些肥胖鼠并非都是统一的食量大胃口好，这也就呼应了为什么有些人喝凉水也发胖，而有些人拼命吃却不长肉的现象。

邓洛普 (Dunlop) 调查的一组肥胖儿童中，父亲肥胖的孩子占12%，而母亲肥胖的孩子则为39%；丹麦人从自幼寄养在别人家的孩子的研究中发现，养子的肥胖与养父母是否肥胖没有太大的关系，而是和亲生父母的肥胖程度密切相关；瑞典人则专门调查了在不同环境下长大的孪生

※ 1910年一个真实的肥胖家庭。母亲580磅，父亲540磅，儿子杰克603磅，女儿卡罗尔594磅，全家的总重量是2317磅

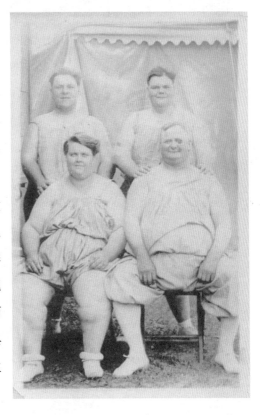

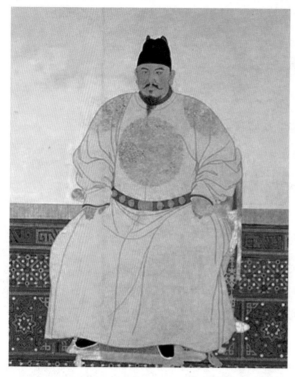

※ 朱高炽继承了马背上得天下种族的肥大壮硕的基因

子，结果发现他们依然会容易发胖。这些调查研究都有力地证明肥胖的遗传几乎不受环境因素的干扰。如果父母都属于肥胖者，其子女继承肥胖的概率高达70%；若父母中仅一人肥胖，那么子女会有40%的肥胖可能；父母的身材都正常或偏瘦，子女肥胖概率仅为10%。而且，肥胖的基因也并非单纯地遗传，其脂肪的分布部位也会一并传给子孙后代，因此人们常常会看到大胖子牵着克隆一般的小胖子走路的背影。另外，骨骼的大小也与肥胖有着扯不断理还乱的联系。骨架宽大的男女体重超标的概率分别占37%和67%，并且在这些膀大腰圆的妇女中拥有强力型体魄的高达52%，而正常体重的妇女能够达到身强力大的仅为1.5%，纤长骨骼的人只有3%的男人和5%的女人体重过重。

明仁宗朱高炽，是明成祖朱棣的长子，他完全继承了马背上得天下种族的肥大壮硕的身材。尽管朱高炽儒雅和仁爱的品行深得皇祖的喜爱，但肥胖笨拙的身材致使其生活不能自理，总要两个保姆像拐棍一样架着他行走，这怎么能讨一生嗜武的成祖的青睐呢？因为肥胖基因的捉弄，也使得朱高炽的皇帝生涯憋屈窝囊，好不容易熬到47岁拿到了老爸的接力棒，可屁股还没在龙椅上坐热就归西找佛祖去了。

先天遗传的肥胖是命运的造化，不会以
人的意志为转移，但后天肥胖的形成就不
能再怨天尤人了。套用俗语来说：肥
从口入，胖从口出。这里的"肥"
特指肥油、肥肉等食物。只要不
是特殊病因引起的肥胖，几乎都
离不开吃这个罪魁祸首。纵观中
西美食：川鲁湘菜的够味，日韩
泰菜的够劲，炸鸡汉堡的够份……
当今的佳肴只有你想不到的，没有你
吃不到的。即便是尚肥之美的盛唐国宴
也不见得能比得上如今百姓餐桌上的珍
馐。面对色香味俱全的可口大餐，斤斤计较
着热量，眼巴巴看着却只能画饼充饥，如此这般
暴殄天物实在是浪费人生的一大乐趣。可若照单全
收，一股脑地填进嘴巴这个无底洞，又难免遭受肥
胖的困扰。特别是已经成为肥胖大军成员之人，对
于吃简直是又爱又恨：吃前心中的种种斗争，吃中
美味的满足，吃后无尽的悔恨，可谓是万般滋味自
有体会。还有一些怀着侥幸心理的胖子，面对美食
先犒劳自己的胃，过了嘴瘾之后再豁出去饿上三五
天，以求体重的收支平衡，结果却往往适得其反。
肥胖者对吃的情节犹如谈一场毫无经验的恋爱，感
情是真切的，痛苦是实际的，忍痛分手却难以割舍，
终是越陷越深。其实，"抓住一切机会吃"不是什
么大不了的罪过，而是人类祖先为了求生留下来的
本能意识，这种意识又潜移默化地烙印在人类世世
代代的骨子里。时至今日，人们在潜意识中依旧沿

※　马来西亚美食

袭着"民以食为天"的传统，无论是婚丧、庆生、金榜题名还是接风洗尘、友人聚会，大家都尽可能地逮住机会享受饱餐美食的乐趣，因此，中国的饮食文化源远流长。中国也成为一个遍地佳肴的国度。

可是，人类爱吃是天性，却并不代表具有会吃的天分。在脑海中过一遍你每天摄入的食物，你会惊讶地发现，自己不知不觉中成了废品收购站：早餐是不是吃了滚滚油锅里黄腻腻的油饼油条，抑或是高热量的芝士汉堡加咖啡？午餐晚餐是不是都在饭局中没完没了地喝，鸡鸭鱼肉重复地填进嘴里，啤酒、白酒、可乐、奶茶再来点饭后甜点；工作时抽空进补些膨化零食；下班路上搞点路边摊垫肚；看电视嗑着花生、瓜子；睡前补充一顿消夜；冰箱里常年备着饼干、方便面、罐头、碳酸饮料、奶油冰棍。终日杂七杂八的垃圾食品进驻身体，绝对"肥你没商量"！要知道，肥肉不是一夜之间就长在了身体上的，更不是一天的功夫就会自动消失的，没有良好规律的饮食习惯，单凭饥一顿饱一顿地虐待自己不仅不会达到减肥目的，还会损害身体其他的功能。只有绿菜红肉、干稀混搭、粗细结合地吃才能全面保证营养，而且在

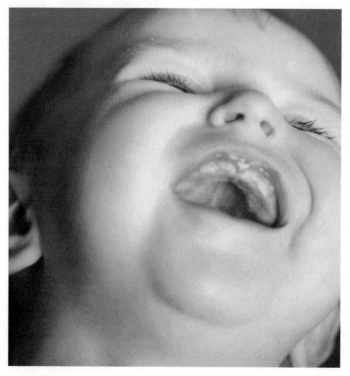

※ 小孩子开心的大笑亦是一种消耗体能的表现

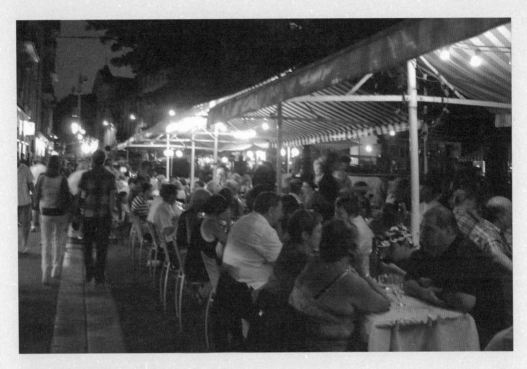

夜市大排档里憨吃的人们

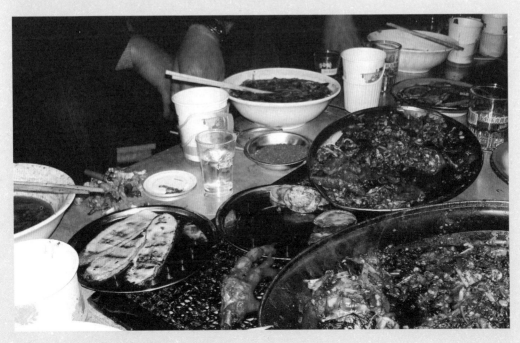

一个路边大排档吃的晚餐，很丰盛

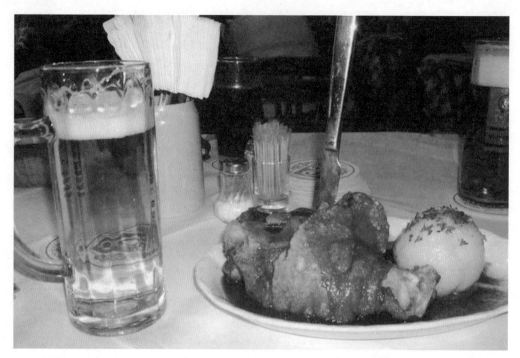

※ 大块的猪肉，大扎的啤酒，大量的热量

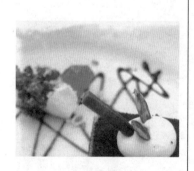

※ 饱餐后的甜点、水果、饮料……既精致又诱人

吃的时候细嚼慢咽，仔细体会每种食物的味道，不仅无形中提高了饱腹感，还懂得了品味的价值。

相传东汉时期，家住安徽亳州的名医华佗，趁着莺飞草长、春光明媚的大好时节外出踏青。走着走着，他忽感对面一股热浪袭来，定睛一瞧，原来是个汗流浃背、呼哧带喘的大胖子迎面走来。华佗本着"学得岐黄术，救人危难时"的职业道德，当下拦住肥胖的男子说："我叫华佗，是个医生，让我来帮助你重返英姿飒爽吧。"那男子听后喜出望外，直拍打着大肚腩说："我叫张三，在亳州城里卖肉，只要你能帮我减肥成功，消了我这大肚子，你以后甩开膀子来我店里吃肉喝酒，我分文不收。"华佗仔细询问了张三的起居饮食和生活习惯后说："我一不爱吃肉，二不会喝酒，只要你按照我说的方法做，保准你用不上三个月便会瘦身成功。"于是华佗给张三开了一剂处方："每天半夜一点起床，带上二两炒瓜子，边嗑瓜子边走路，嗑完所有瓜子之后再原路返回，中间不准歇息。"张三一听乐了，心想我既不用打针也不用吃药，只要嘴边嗑着瓜子走走路就能瘦下来，当下喜出望外，对着华佗千恩万谢之后回家了。第二天，他便按照华佗的方子，半夜三更嗑着瓜子大摇大摆地走出家门，结果瓜子嗑完了却发现不知不觉竟然走出了五里地。原路返回时，张三累得上气不接下气，两腿直发软，可一想到华佗不准歇息的叮嘱便咬紧牙关走回了家，身上松垮垮的大坨肥肉颤得发痒，通身又红又烫，汗流不止。忍过了开始几天的痛不欲生之苦后，十多天下来，张三浑身是劲，走路轻松多了，时不时还哼首小曲。三个月之后，张三的肚子果真瘦了下去，松垮垮的肥膘变成了结实的肌肉，英俊潇洒了许多。张三感激涕零地找到华佗，非要华佗收下聊表心意的酒肉礼品，

📷 知／识／链／接

笑并瘦身着

　　美国研究人员发现，10~15分钟的开心微笑，可以"燃烧"掉人体内50千卡的热量，相当于一块大巧克力所含的热量。

　　研究人员曾将90名志愿者安排在一个特殊的房间里，这个房间可以检测出人们消耗的氧气量和呼吸排放出的二氧化碳量。这是测量人体能量消耗情况的最好办法。研究人员要求志愿者们不要说话，也不要走动，只能坐在椅子上看电视。最初给志愿者们看一些非常无聊的风光片，在此期间，测量了他们在休息状态下的新陈代谢率。此后，研究人员给他们播放了5段喜剧片段，每段持续约10分钟。喜剧片让志愿者大笑不止。同时给他们检测了心率、呼吸状态等，并与休息状态下的数据进行比较。结果发现，他们在大笑状态下比严肃状态下多消耗了20%的热量。

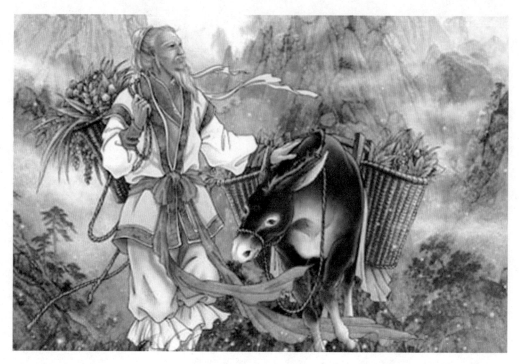

※　神医华佗像

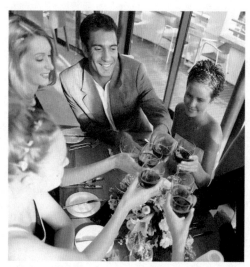

※　没有节制的聚餐酗酒是引发肥胖的最大诱因

不想华佗婉言谢绝并告诫他："以后你要早睡早起，作息规律；坚持锻炼，多动少卧；控制饮酒，少荤多素，这样才能长期保持健康出色的体态。"

今人恐怕难以有像张三这样听话并持之以恒的态度对待肥胖了。时代赋予了奋斗中的上班族风风火火、争分夺秒的习惯，繁重的生存压力和激烈的竞争环境迫使白领、金领们极度渴望释放、减压。于是，灯红酒绿的夜生活占据了他们的业余时间，本是运动健身的时间改为应酬张三李四；本是修身养性的时间变成群魔乱舞的宣泄；午夜泡在酒精中而不是进入梦乡，清晨徜徉在床上而不是奔跑在路上；中午吃早餐，晚上吃午餐，半

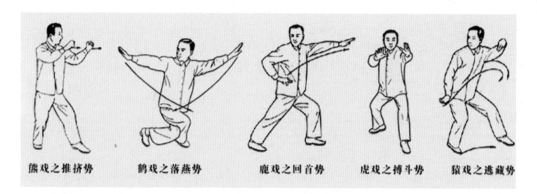

熊戏之推挤势　　鹤戏之落燕势　　鹿戏之回首势　　虎戏之搏斗势　　猿戏之逃藏势

※　华佗五禽戏图

夜又迎来新一轮的美味佳肴。凡是不用来工作、加班的时间统统挥霍在吃喝玩乐上，这样混乱的作息怎能不为肥胖埋下生根发芽的种子？正是因为这样，人体内生理节奏遭到了破坏，从而严重影响了各个器官的功能。于是它们学会了人类的玩忽职守变得桀骜不驯起来，致使人类的身体素质以比年龄更快的速度向着老化的方向奔驰。糖尿病、高血压、脂肪肝等一堆"富贵病"越来越趋于年轻化，饥渴地吞噬着人体内含金量高的各项机能，留下的却是一层层的"游泳圈"、一坨坨的油膘、一张张肥头大耳的阔脸……

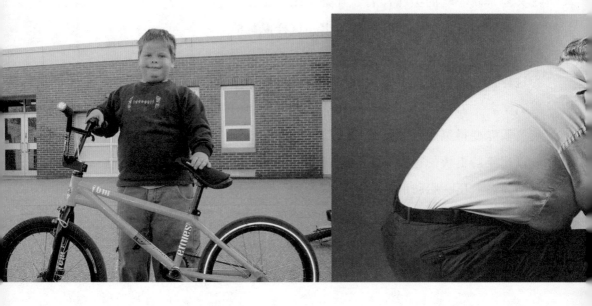

PART2

第 2 章

肥胖之祸

一肥生百病，肥胖不仅仅是人体的定时炸弹，更是摧残心灵的隐形匕首。肥胖这个罪魁祸首时刻威胁着人们的身心健康，绝对不可忽视它的"杀伤力"！

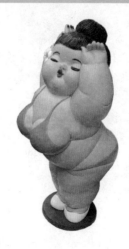

人体的定时炸弹 >>

RENTI DE DINGSHI ZHADAN

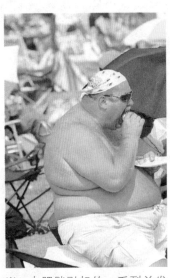

※ 由肥胖引起的一系列并发症却极不安分地挑衅着人体健康的大本营

当今的人生活真是越来越劳心伤神，不仅要变着花样地琢磨着怎样大把大把地赚钞票，还要当心留神着自己别玩儿命以至于丢了革命的本钱。目前，人们感到最为挠头的困扰便是肥胖。以现代的审美观念，肥胖二字就是丑陋的化身，是笨拙的标志，更是无能愚蠢的代名词。然而肥胖对人体的危害不仅仅体现在外观的美丑，随着现代医学的发展，肥胖也不再是福气的象征，而是危害身心健康的罪魁祸首。近来流传着这样的说法：身上肥膘不可怕，就怕肥膘不听话。所以说一肥生百病。肥胖不仅仅是人体健康的定时炸弹，更是摧残心灵的隐形匕首，它时刻都在威胁着人们的身心健康！其实，肥胖本身并不致命，但由肥胖引起的一系列并发症却极不安分地挑衅着人体健康的大本营：高血压、糖尿病、心肌梗死、恶性肿瘤……都是托肥胖的福才变成当今流行的富贵病种。

世界上的许多国家早已把关注治疗肥胖症的问题提上日程，统计显示，目前全世界肥胖症患者将近20亿，并且还在以每5年翻一番的速度增加。美国1988年至1994年的统计数字表明，共有8 000万人患有不同程度的肥胖症，而因肥胖症引起的各种疾病导致每年有30万左右的人死亡，每年花费在肥胖

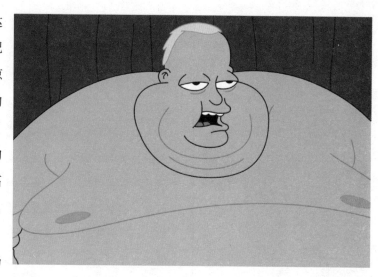

症上的治疗费用高达990亿美元。看看肥胖带来的这组触目惊心的数字吧：57%的非胰岛素依赖性（Ⅱ型）糖尿病，30%的胆囊疾病，17%的高血压，17%的冠心病，14%的骨关节炎，11%的子宫癌、结肠癌以及乳腺癌等。另外，过多的脂肪在人体的腹部和胸壁堆积，严重影响了膈肌和胸廓的正常运动，因而迫使动脉的氧气饱和度下降，二氧化碳的饱和度提高，造成呼吸暂停，通常在睡眠中这种呼吸紊乱现象尤为突出。肥胖者的患病率是正常体重人群的两倍以上，而诸如心脏病、中风、不孕、高血压、糖尿病等耳熟能详的疾病，肥胖者的患病率更是高出正常人的四倍至五倍之多。不管这些耸人听闻的数字是否真的可靠准确，但已经证实了一个共同的问题，那就是肥胖的人比普通人更容易患病，而这些林林总总的疾病都或多或少地加速了人们迈向死亡的步伐。因此可以说，肥胖是存在于人体内部的一颗定时炸弹，随时随地都有引爆的可能。一旦引爆的按钮被无形的肥胖之手摁下，各种肥胖的并发症就会按照既定的时间争分夺秒地袭来，使生命大厦变得摇摇欲坠。

既然肥胖能够引发众多的并发症，而每一位患病的肥胖者又不止患一种并发症，可见这些并发症各有各的特点，不如就把最最鲜明、最最流行的几大"富

※　肥胖对人体的危害不仅仅体现在外观的美丑，更时刻威胁着人们的身心健康

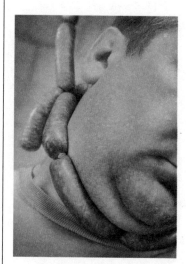

※　因肥胖症引起的各种疾病导致每年有30万左右的人死亡

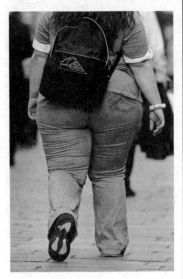

※ 肥胖的人比普通人更容易患病，而这些林林总总的疾病或多或少地加速了人们迈向死亡的步伐

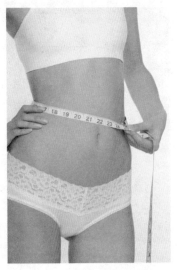

※ 测量腰围

你知道吗

怎样测量体围

胸围：胸围反映胸廓的大小和胸部肌肉与乳房的发育情况，是身体发育状况的重要指标。测量时，身体直立，两臂自然下垂。皮尺前面放在乳头上缘，皮尺后面置于肩胛骨下角处。先测量安静时的胸围，再测量深吸气时的胸围，最后测量深呼气时的胸围。深吸气与深呼气时的胸围差为呼吸差，可反映呼吸器官的功能。一般成人呼吸差为6~8厘米，经常参加锻炼者的呼吸差可达10厘米以上。测量未成年女性胸围时，应将皮尺水平放在肩胛骨下角，前方放在乳峰上。测量时注意提醒被测者不要耸肩，呼气时不要弯腰。

腰围：腰的围度反映腰腹部肌肉的发育情况。测量时，身体直立，两臂自然下垂，不要收腹，呼吸保持平稳，皮尺水平放在髋骨上、肋骨下最窄的部位（腰最细的部位）。

臀围：臀围反映髋部骨骼和肌肉的发育情况。测量时，两腿并拢直立，两臂自然下垂，皮尺水平放在前面的耻骨联合和背后臀大肌最凸处。

为了确保准确性，测量"三围"时，一是要在横切面上，二是要在锻炼前进行。同时要注意每次测量的时间和部位相同，测量时不要把皮尺拉得太紧或太松，力求仔细、准确。

贵病"逐一拿来PK一下，就能领教它们的厉害了。

肥胖 VS 糖尿病

肥胖与糖尿病无论是在遗传因素上还是在环境因素上都存在许多相似之处，甚至连治疗方案都体现出惊人的一致性。遗传基因导致的肥胖绝大多数都会青睐Ⅱ型糖尿病。Ⅱ型糖尿病的学名应该称为"非胰岛素性糖尿病"，它与肥胖拥有着共同的病理基础，即胰岛素抵抗，而所谓胰岛素抵抗就是指人体降低血糖的部门罢工了。好比正常的血糖需求量每天只要 50 单位的胰岛素就足够了，可随着人体体积和重量的增大，导致原来的需求量难以维持血糖的日常开销，于是生产胰岛素的工厂就必须加班加点，一刻不得休息地赶制更多的胰岛素，然而还是供不应求，满足不了肥胖的躯体，久而久之，透支的工厂长期得不到休养生息，矛盾加剧、故障增多，生产能力更是雪上加霜，搞得工厂上下揭竿而起，罢工暴乱，临床上的病人自然血糖升高了。

※　很多糖尿病患者都是肥胖之人

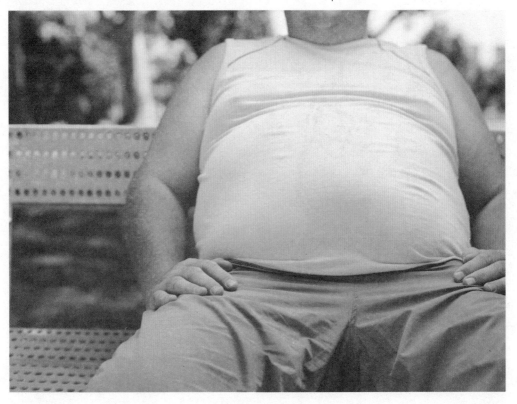

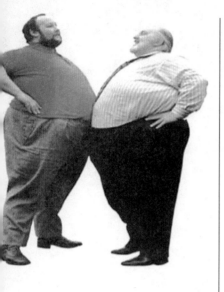

究其原因发现，胰岛素抵抗是由于人体肥胖后脂肪细胞激素分泌发生异常引起的。脂肪细胞为了加速对脂肪的分解，不得不增加产生肿瘤坏死的因子 TNFα，而膨胀的 TNFα 阻隔了胰岛素降低血糖的传递，堵塞葡萄糖进入细胞的闸门，致使葡萄糖难以快速参与新陈代谢，成为降血糖途径中的路障。同样出自脂肪细胞的重要激素——脂连素——胰岛素抵抗的死对头，它能够起到对付胰岛素抵抗的作用，遗憾的是，这种保护性激素遇到肥胖的躯体之后，同样士气大减、寡不敌众。肥胖迫使脂连素的生成明显减少，在不能确保胰岛素的降糖作用有效发挥的同时，还严重影响脂连素通过抑制巨噬细胞向泡沫细胞的转化，减少其吞噬胆固醇发挥抗动脉粥样

※ 肥胖的躯体导致人体诸多器官不能满足正常需要

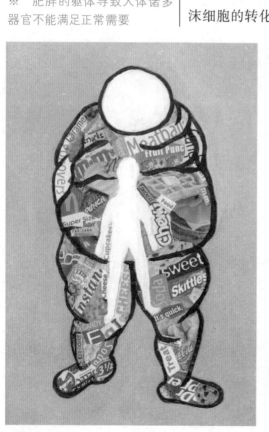

硬化作用的功能，这对减少糖尿病大血管损伤有着重要意义，可脂连素的下降使巨噬细胞对血管的保护形同虚设。另外，肥胖侵占脂肪的存储空间，迫使脂肪从脂肪细胞中溢出和逃窜，在非脂肪细胞里的异位沉积，从而引起"脂肪中毒"。例如，脂肪沉积于肌肉细胞，就会延缓葡萄糖进入肌细胞代谢，从而抑制胰岛素信号的传导；沉积于胰岛 β 细胞，则会引起 β 细胞的凋亡；沉积于肝脏，会诱发脂肪肝和肝糖原异生的增加等，种种分泌异常或异位沉积的脂肪细胞都是肥胖所引起糖尿病的核心问题。

德国的《明镜》周刊曾报道过世界

上年龄最小的糖尿病患者死亡病例：生活在德国东部地区年仅 5 岁的胖男孩，体重竟然高达近 40 公斤，是同龄儿童平均体重的大约 2 倍。儿童肥胖问题日益严重，直接导致 II 型糖尿病患病人数的不断增多，并且发病年龄呈不断下降的趋势。数据表明，单纯肥胖而没有糖尿病的人，如果可以使平均体重下降 4.5 千克，就能够降低 30% 的 II 型糖尿病发病危险。对于已经患有 II 型糖尿病的患者若使原有的体重下降 10%，那么空腹血糖的含量将会下降 60%，与糖尿病相关的死亡率会下降 30%，引发的相关肿瘤死亡率则会下降 40%，而所有原因导致的死亡率都会下降 20%。因此，减重对肥胖 II 型糖尿病患者的健康十分重要。

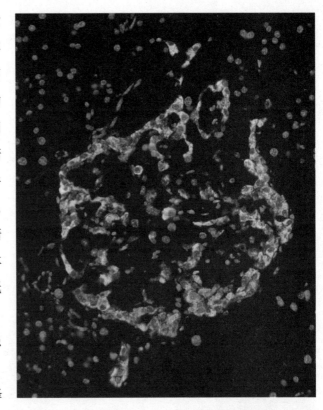

※　染色胰腺节由 TG 小鼠模型表达 II 型糖尿病人胰岛淀粉样多肽（肥胖人胰岛淀粉样多肽半合子转基因小鼠）

肥胖 VS 心脏病

　　一颗拳头大小的心脏肩负着承担全身血液的运输工作，着实是功勋卓著，然而膘肥体壮的躯体给本来工作量就很大的心脏平添了沉重的负担。

　　从国家单位退休的老王是个"重量级"的人物，将近 180 斤的庞大身躯使老王平时上街买菜都异常困难，尤其是拎着东西爬上"高居"三楼的家门时，至少要歇上三次用时 30 分钟方能气喘吁吁地迈进家门，每次到家，他的心脏都会扑通扑通地狂跳，老

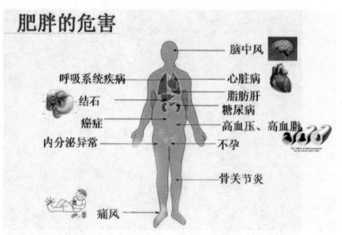

肥胖的危害

脑中风
呼吸系统疾病
结石
癌症
内分泌异常
心脏病
脂肪肝
糖尿病
高血压、高血脂
不孕
骨关节炎
痛风

※ 要定期测量血糖，预防糖尿病

王时常感觉自己的心慌得像要从嘴里蹦出来一样。肥胖的痛苦让老王深感身心疲惫，想出门旅旅游都力不从心，于是老王不得不开始关注养生之道。当了解到自身心脏的渎职是肥胖的结果之后，老王便痛下决心要挽回失去的健康体魄，让心脏焕发新活力。

其实，像老王这样因为中年之后发福而引发心脏问题的人很多，通常都会表现出胸闷气喘、出虚汗、心慌眩晕等症状。世界心脏组织联合会早就发表公报指出，肥胖将取代吸烟而成为心脏病和中风的头号诱因，各国对此应予以关注。同时还指出因肥胖而诱发的糖尿病是导致心脏病和中风的主要病因之一，特别是在25~35岁的人群中，严重肥胖的人会比瘦人的

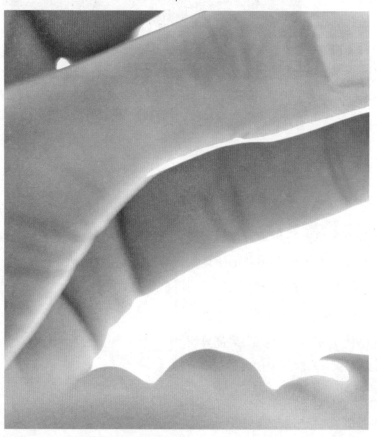

死亡率高出 12 倍。其中肥胖与心脏病的关系非常密切：由于过多的脂肪堆积，循环血容量增加，易引起心脏负荷加重；并存的脂肪代谢异常及高热量的进食引起高脂血症，导致冠状动脉粥样硬化及心肌细胞脂肪沉积，心室壁增厚，心肌顺应性降低；伴存的血糖及血脂增高使血液的黏滞度增加，红细胞携氧能力减弱，心肌细胞供氧不足；肥胖者多不好动，过量的体重又使其活动量受限，从而导致冠状动脉侧支循环减弱，心脏代偿能力下降。

美国得克萨斯州一位年仅 29 岁的母亲里妮·威廉斯曾堪称是世界上最肥胖的女人，12 岁时她的体重就达到 133 公斤。到 29 岁时，她的体重已经疯长到了 445 公斤，并因此得了个"半吨肥妈"的绰号。医生认为，如果里妮再不减肥，最多活不过一年。然而就在她接受胃旁路手术后一个月，这个世界上"最

※ 儿童肥胖问题日益严重，直接导致 II 型糖尿病患病人数的不断增多，并且发病年龄呈不断下降的趋势

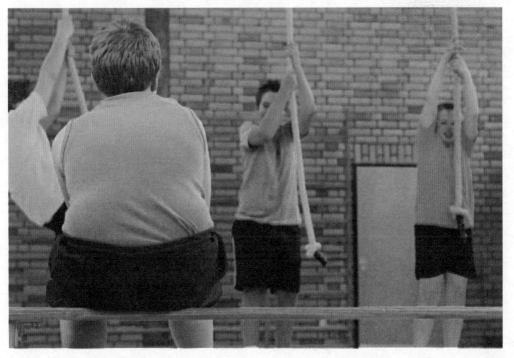

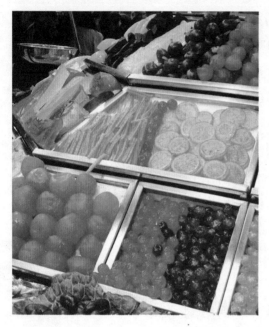

※ 琳琅满目的蜜饯

肥胖的女人"就因突发心脏病离开了人世。

其实，肥胖引发的心脏病就是由于不重视健康饮食的习惯和合理适当的体育运动造成的。世界上很多国家的城市人口乐于摄入高热量、低营养的垃圾食品以图口舌之快感，更是把这些恶习在有意无意间渗透给下一代，以至于现在肥胖儿童越来越多。据统计，目前全球约有 2 200 万 5 岁以下的儿童超重，其中美国 5~14 岁的儿童有 1/3 超重，而 30 年前这一比例是 1/6，一些中低收入的发展中国家也出现这种趋势。在这种肥胖引发的心脏病潮流中，儿童也不能幸免。

沈阳一名 9 岁的小胖墩亮亮，体重竟然高达 130 公斤，最终因过度肥胖导致呼吸、心脏等多脏器衰竭，而不幸死于肥胖、换氧不良综合征。据了解，亮亮浑身上下全是脂肪，堆积成一个个褶皱，躺在病床上，赘肉能把整个单人床压平。亮亮的妈妈哭诉说，孩子出生时并不胖，饭量跟同龄的孩子也都差不多，可是，做家长的总希望孩子能够多吃一点，营养才会丰富，所以亮亮爱吃什么就吃什么，能多吃也不是什么坏事，证明孩子没毛病，可却反而害了他。几年下来，亮亮越来越胖，达到了病态。亮亮入院时，肥胖造成其淋巴和血液循环不好，下肢的血液回流严重受阻，双下肢和脚部的赘肉压积，肿胀青紫、皮肤溃烂，无法正常行走。长期的肥胖，更是严重阻碍了亮亮的呼吸，最终，还没来得及绽放的花骨朵就这样被肥厚的脂肪压垮了。

肥胖 VS 高血压

肥胖与高血压可以说是捆绑式联合，流行病学研究表明，肥胖是引发高血压的重要危险因素之一，而高血压也是肥胖人群最常见的临床表现，二者互为依存相辅相成，高血压发病的相对危险性是随着体重指数的增加而显著上升的。

所谓血压，是指血液在血管内流动时对血管壁产生的侧压力。平时说的血压包含收缩压和舒张压。收缩压是指心脏在收缩时，血液对血管壁的侧压力；舒张压是指心脏在舒张时，血管壁上的侧压力。医生记录血压时，如为 120/80mmHg，则 120mmHg 为收缩压，80mmHg 为舒张压。1993 年世界卫生组织和国际高血压学会规定，正常的血压范围是收缩压在 90~140mmHg(12.0~18.7kpa) 之间，舒张压在 60~90mmHg(8.0~12.0kpa) 之间，高于这个范围就可能是高血压，反之低于这个范围就可能是低血压。

由于肥胖人的脂肪组织大量增加，扩充了血管床，血液循环量相对增加，在正常心率的情况下，心搏出量要增加许多，长期的负担过重，左心肥厚，血压便会升高。另外，肥胖常有高胰岛素血症，钠的蓄积也成为高血压的一个诱因。还有进食过多、去甲肾上腺素的活性增强、交感神

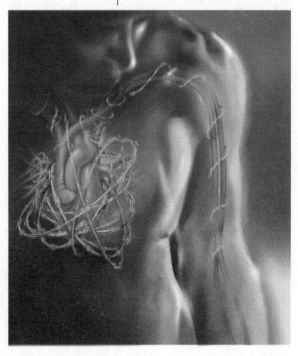

※　铁丝缠绕的心脏，形象地比喻了心血管疾病带来的苦楚

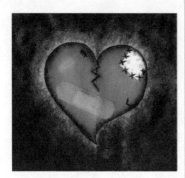

※ 心脏很脆弱，需要呵护、爱惜

※ 中年之后开始发福而引发心脏问题的人很多

经系统的活动加快，都会导致血压升高。肥胖人的肾上腺皮质功能亢进，一定程度的水钠潴留，又进一步增加了循环量，因而加剧了血压升高。

医学教授马克斯维尔 (Maxwell) 针对中度肥胖并伴有高血压的病人做了这样的实验，每天减少病人摄入 1.339 千焦耳热量的食物，在 15 天左右病人的血压便变为正常。也有专家对 20%~40% 的肥胖患者进行每日减少 3.348 千焦耳热量的食物摄取，结果发现三周内就有 60% 的人血压恢复了正常。另外，锻炼身体可以增强心脏功能，即使不限制热量摄入，运动本身也可以降低血压，尤其是有高胰岛素血症者，运动可以明显降低胰岛素水平、血糖和甘油三酯的浓度，血压自然也跟着明显下降。这是因为运动可抑制交感神经活性和降低血浆儿茶酚胺的水平，从

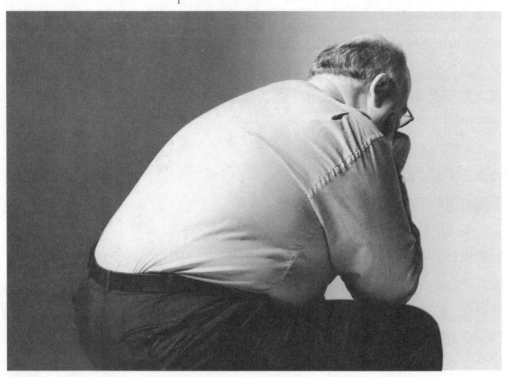

而降低血压和周围血管的阻力。最让人欣慰的是，肥胖的高血压患者死亡率通常情况下是低于非肥胖患者的。

另外，因内分泌和代谢功能紊乱导致的肥胖者，造成血中胆固醇、甘油三酯增高以及高密度脂蛋白降低等因素的影响会比体重正常人发生高血压或中风的概率高出40%。有研究表明，腹部肥胖的人比臀部肥胖的人更易患高血压。一般而言，女人容易胖在臀部和大腿上，男人容易胖在腹部，这也是男人易患高血压或者中风的原因之一。

※ 肥胖与心脏病的关系非常密切

1512年英国都铎王朝的君主亨利八世正值21岁时，他的腰围几乎达到32英寸。而34年后，55岁的亨利八世临终前腰围已经增加到54英寸，体重约192公斤。史料上记载，亨利八世在位期间，整个宫廷仅在一年时间内就吃掉了1240头公牛、760头小牛、8200只羊、2300头鹿、1870头猪、53头野猪以及数量庞大的鱼类和海鲜，甚至包括鲸鱼。这些食物还不包括无法统计的家禽、天鹅以及孔雀等，也不包括60万加仑的啤酒。在他统治的后期，这位国王几乎不能自己走路，不得不借助为他特别制造的软轿代步。亨利八世去世后，他被放进一个巨大的榆木棺材中，要16人才能抬动。

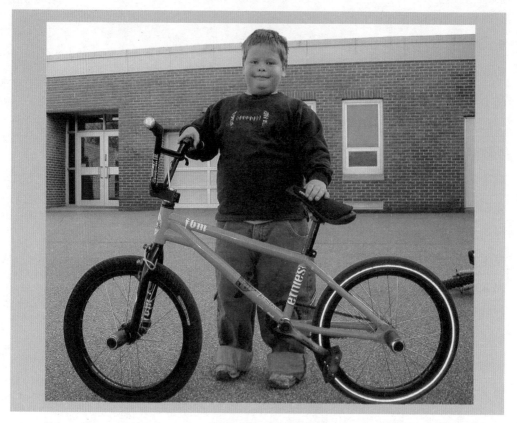

※　肥胖儿童应加强体育锻炼

肥胖 VS 动脉硬化

动脉硬化是动脉的一种非炎症性病变，可使动脉管壁增厚、变硬，失去弹性和管腔狭小。动脉硬化主要有三种类型，即细小动脉硬化、动脉中层硬化、动脉粥样硬化。细小动脉硬化是小动脉病变，主要发生在高血压病人群体。动脉中层硬化是中型动脉病变，常不产生明显症状，对人体危害性不大。动脉粥样硬化是动脉内壁有胆固醇等脂质积聚，看起来似黄色粥样，故称为动脉粥样硬化。这里姑且将动脉粥样硬化简称为动脉硬化。

一般人都知道，动脉硬化是引发心肌梗死、脑中风致死的重要原因。而肥胖者常常由于体内的代谢异常而导致血脂偏高，再加上过高的血脂促进脂肪的过度积累，因而形成恶性循环引发高血脂症，更为动脉硬化的形成创造了条件。

　　人体内的血管非常富有弹性，为了保证血液的畅通流动，血管内壁总是呵护有加地为其铺上柔软的地毯，而捣乱的动脉硬化到处制造垃圾，堵塞了血管的畅通，还使得血管内壁因附着了胆固醇、血小板等而增厚或变硬。原本宽阔的血管坦途骤然变得空间狭小，血液循环随着继续恶化的流动环境越发受阻，最终反映在人体便表现为心肌梗死和脑中风。通常动脉硬化都是在没有任何征兆的情况下突然发作的，所以很多人的死亡也是突发性的。此外，腹部的大动脉也会因动脉硬化失去弹力而形成瘤状物，

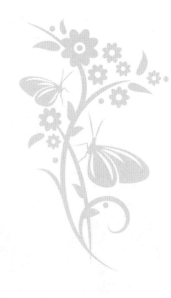

※　测量血压

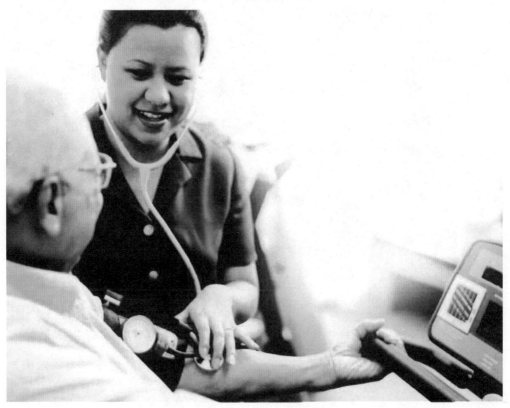

一旦破裂便造成大出血；手脚末梢神经的动脉同样可因动脉硬化堵塞而造成神经细胞坏死，进而引发其他难以预料的毛病。

研究发现，内脏脂肪型肥胖与动脉硬化有着密切关联，因为这类肥胖都是由于内脏脂肪的蓄积，并伴随胰岛素抵抗，还会重复出现高血压、高血脂、高胆固醇等症状，而这些症状都是促成动脉硬化的重要因素。其中以肥胖所引起的"胰岛素抵抗性"最严重，因为当胰岛素功能逐渐恶化时，为了弥补恶化的情形，胰岛素会分泌过剩，结果导致高血压，而高血压即是形成动脉硬化的直接原因。至于根源于内脏脂肪蓄积的多方面代谢异常，其易于引起动脉硬化及糖尿病的状态，主要出现在中年以后的肥胖人群中，因此这部分人群要格外留心动脉硬化的偷袭。

公元1643年八月初九，如日中天的大清开国皇帝皇太极像往日一样上朝下朝，处理国

※ 皇太极

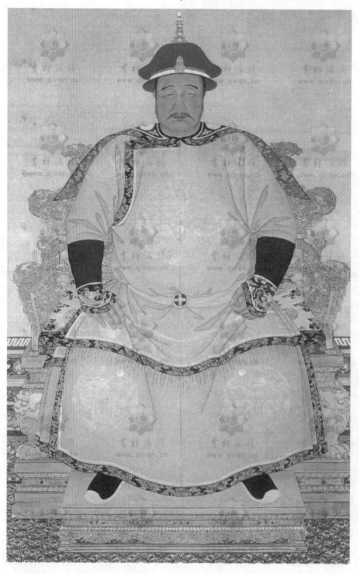

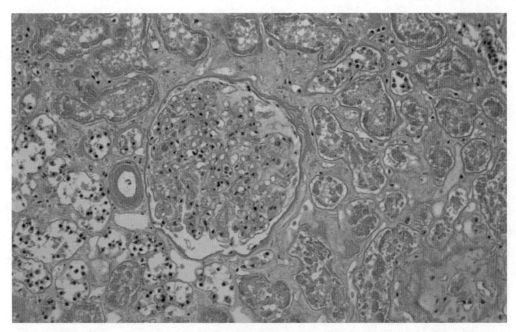

※　糖尿病动脉粥样硬化

政，没有表现出任何异常的征兆。晚上9点到10点之间，依旧端坐在东暖阁内火炕上处理政务的他，怎么也不会想到死神会骤然光顾年仅52岁的自己。小说家们赋予了这位传奇皇帝很多种死因，其中广为流传的便是多尔衮和孝庄合谋毒死了皇太极。然而《清史稿·太宗本纪》却是这样记载皇太极的逝世的："庚午，上御崇政殿。是夕，亥时，无疾崩，年五十二，在位十七年。"倘若按照正史"无疾崩"的说法，那么皇太极就是在没有任何病症的状况下突然死亡了。从当今医学的角度去回顾历史，不难发现正史也并不可靠。其实，皇太极一直有一个老毛病就是鼻衄，也因此常常表现出浑身无力、头晕目眩等症状，这是史书中多次记载过的他犯的老毛病。今人根据《清史稿·太宗本纪一》中"上仪表奇伟，聪睿绝伦，颜若渥丹寒而不栗"的描述可以判定皇太极一定是

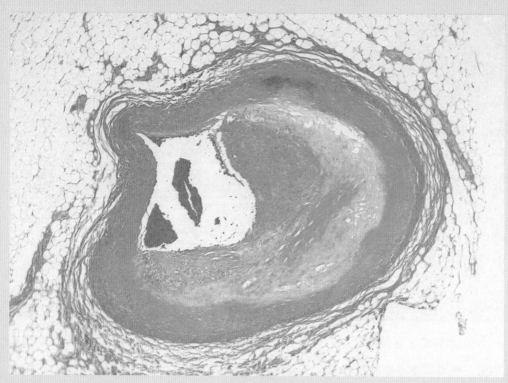

※ 动脉硬化病理图 1

个大胖子，不然不会用"寒而不栗"来描写。据说皇太极中年之后，身体越来越发福，由于过胖，致使他一生中最喜爱的两匹战马"大白"和"小白"驮着他仅能行进50里和将近100里的路程。因此，当今的史学家和学者们都推测皇太极是因高血压造成中风，以至于脑内出血或心肌梗死而突然死亡，绝非是端坐在清宁宫的炕上无疾而终。

肥胖 VS 脂肪肝

肝脏是人体最大的消化腺。所谓"腺"是指能分泌出某种液体的组织，如汗腺、乳腺、淋巴结等。肝产生胆汁，胆汁中有很多的酶，有了这许多酶的帮助，食物才能在胃肠中消化，而且几乎所有的营养被吸收后都要经过静脉送到肝脏来进行再加工，使它们变成人体活动所需要的能量和构成身体组织细胞的材料。人体从外界吸收进来的东西，只有经过肝脏的再加工才能变成人体自身的物质。就这一点来说，肝脏可以说是消化器官的中枢，就像大脑是神经系统的中枢，心脏是血液循环的中枢一样。其实肝脏的作用很多，它不仅是内分泌代谢的器官（人体内的许多激素最后都在肝脏中被消除），还是一个解毒器官（外来物在肝脏中进行的生化代谢即有 500 多种，未知的就更多）。因此有人把肝脏比拟为人体的"化工厂"，而这个"化工厂"实在是太重要了，以至于被誉为人类生活方式健康与否的"晴雨表"。

肝脏既然是人体的"化工厂"，"化工原料"总要运进去，"化工产品"又总要运出来，除胆汁由胆管运出来外，其他物质的进出则全通过血液循

※ 动脉硬化病理图 2

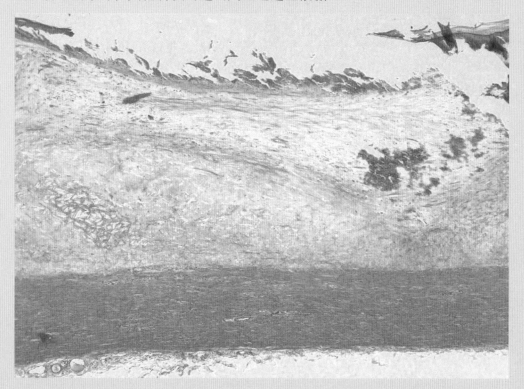

环实现。人体内有动脉和静脉，动脉把含养料和氧气的血液输送到器官或组织中去，静脉把器官或组织新陈代谢所产生的废物和二氧化碳运出来，排泄出去。所以每一个器官必定要有这两套血液进出的系统，肝脏也不例外。但肝脏比别的器官还多一套叫做门静脉的通路。门静脉的一头在胃肠，另一头在肝脏，它的责任是把胃肠道吸收的营养物质运送到肝脏中来，可以说是营养运输专线。这样肝脏的血液循环就要比别的器官丰富许多。然而这条营养运输专线常常没有关卡过滤，久而久之，高热量、高脂肪以及大量的酒精就会蒙混过关，驻足在肝脏之中形成脂肪肝。

脂肪肝在肥胖人群、嗜酒人群以及糖尿病和高脂血症人群中的发病率极高，并且正以低龄化、扩大化的趋势向全社会蔓延。

出租车司机张师傅习惯每天下了白班回家喝两口，一来是缓解一天的疲乏，二来又能借着酒兴多吃点老婆做的拿手好菜，每次酒过微醺之后倒床便睡，从来没有任何的体育锻炼。年终，出租车公司组织司机们进行例行的体检，结果体重90多公斤的张师傅被查出患有脂肪肝、高血脂等一大堆病症。张师傅懊恼地叹道："都是贪嘴惹的祸！"

其实，肥胖与脂肪肝早就是亲密无

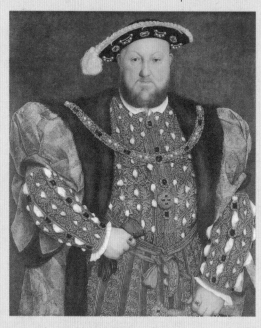

※　亨利八世

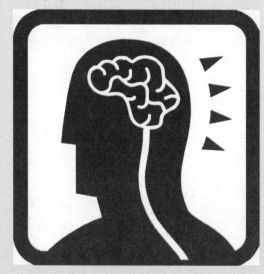

※　肥胖人极易患高血压和中风

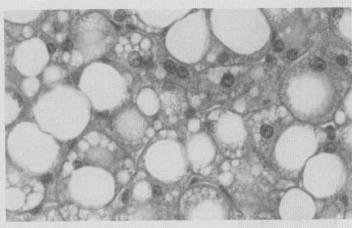

※ 脂肪肝病理图

间的铁哥们。大多数肥胖者都有过量食用高糖食物的饮食习惯，这些高糖的物质不仅仅在食物中，啤酒、白酒或各种饮料中也都含有大量可转化为高糖物质的元素。当大量的糖质进入肝脏，完全超过了肝脏合成糖的贮存能力之后，多余的糖便转化为脂肪酸。摄取的糖越多，转化成的脂肪酸就越多，因此造成脂肪肝的程度也就越重。

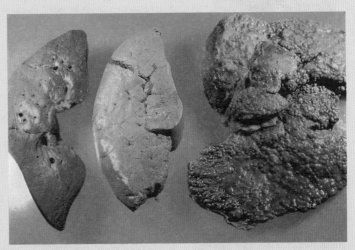

※ 正常肝、脂肪肝以及肝硬化

通常，近半数的肥胖者肝脏内可见轻度脂肪的侵入，而重度肥胖者中脂肪肝的发病率更是高达 61%~94%。肝内脂肪的堆积与体重的超标程度成正比，肥胖程度越高的人，其脂肪肝性肝炎的发生率就跟着增高，且重度肥胖伴有肝脂肪变性者，其肝纤维化发生的概率也会相对较高。

有学者专门针对肥胖者进行了体内肝脏的观察，结果发现仅有 12% 的肥胖者肝脏是完全正常的，近80% 的肥胖者有肝内脂肪变性，其中 33% 的人兼有脂肪肝性肝炎，29% 兼有肝纤维化，3% 兼有肝硬化。

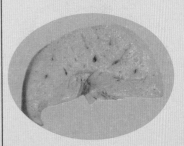

※ 脂肪肝变性

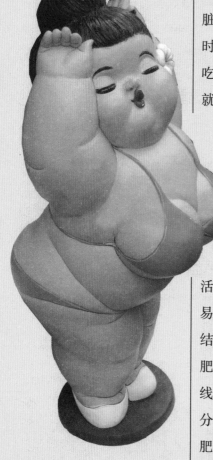

※ 肥大的肝脏

又是一组令人瞠目结舌的数字，足以见证肥胖对肝脏的影响。

另外，肥胖者的体形特点对脂肪肝的形成也有一定推波助澜的作用，内脏脂肪型肥胖的人，其脂肪肝的发生率要远比其他臃肿体形的胖人高。因为体内脂肪组织迅猛增加而肝细胞的胰岛素受体却在减少，于是出现了胰岛素抵抗，致使游离的脂肪酸拼命释出，促进了中性脂肪的合成，肝脏自然难逃厄运。肥胖人群在早期或轻度并发脂肪肝时皆可以通过平衡膳食改善症状，反之，任由其大肉吃着、大酒喝着、肥膘增着的情况发展，发威肆虐的就不仅仅是脂肪肝这么简单了。

肥胖 VS 癌症

由肥胖导致的糖尿病、心脏病等一系列并发症在人体的发作时间和反应现象都是比较集中和快速的，可是因肥胖所诱发的癌症发作起来就没有这么明显了。癌症的出现迹象都很细微，演变过程也相对缓慢，因此很难在日常生活中监测到它的动向。美国专家警告，肥胖人群极易患至少九种癌症：子宫癌、胃癌、胆囊癌、胰腺癌、结肠癌、食道癌、乳腺癌、肾癌以及肝癌。厚重的肥膘将会严重影响肿瘤的发现，即便是最先进的射线机器或最科学的化学疗法也要退让肥厚的脂肪三分。目前，每年因癌症死亡的人数中有 14%~20% 是肥胖者，因为肥胖导致治疗非常困难，同时也加速了癌症患者死亡的时间。其中，肥胖者最容易患的癌症便是子宫癌。同样两名女性，超重的一方患子宫癌的风险是苗条一方的 2 倍，而肥胖女性更是把

※ 少女肥胖或过度肥胖会导致月经初潮提前，这会对其未来身体健康状况产生影响

这种风险提高到 3.5 倍至 5 倍。除此之外，肥胖者患食道癌和肾癌的概率比正常人高 3 倍。然而，肥胖所引发的癌症风险对男女有别：在美国的一份调查结肠癌的结果中显示，肥胖女性比正常体重女性患此癌症的比率高 20%~50%；而肥胖男性与正常体重的男性的比率竟然高达 50%~200%。脂肪在人体中扮演了多种角色，它与各路恐怖分子结党营私，因此它有实力刺激人体内不同类型的癌症发展壮大。

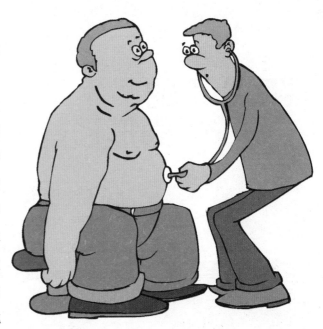

※　肥胖人群应经常进行体检

📷 知 / 识 / 链 / 接

喝酒与减肥

　　饮酒过量会导致多种酒精性疾病，长期饮酒过量会增加高血压、心脏病、中风、某些癌症死亡的概率。如果女性每天喝酒两杯以上，患乳腺癌的概率会增加。其实女性应该比男性喝酒更少，因为通常女性的肝脏较小，胃里处理酒精的 ADH 酶也很少。如果你累了、空腹、心情不好或月经临近，酒量也受到影响。

　　酒也能让人长胖。每克酒含 29 焦耳的热量，比每克蛋白质或碳水化合物多约 12.5 焦耳的热量。其中 125 毫升的葡萄酒可以产生热量 418.6 焦耳；350 毫升的啤酒可以产生热量 707 焦耳卡；50 毫升的朗姆酒、伏特加、威士忌等洋酒可以产生热量 460 焦耳。一年之内，每天超过身体正常热量需求再喝两罐啤酒会导致体重增加 15 公斤；每天吃饭喝一杯葡萄酒，一年下来体重会增加 4.5 公斤。

摧残心灵的
隐形匕首 >>
CUICAN XINLING DE
YINXING BISHOU

如果肥胖光是破坏身体的健康也就算了，它又将魔爪深入人心，成为剜取灵魂的刽子手：常被人耻笑和攻击的臃肿身材让肥胖者羞愧自卑，更阻拦了爱神丘比特之箭的射入；社会歧视的目光导致肥胖者求职难、晋升难、增收难……可见，"养膘蓄脂"的肥胖给人类的身心健康制造了多么温柔的陷阱。面对这个冷面残酷的案犯，唯有躲它远远的，不给它作案的机会，人们的体魄和寿命才会得到长

肥胖者通常都会有自卑心理

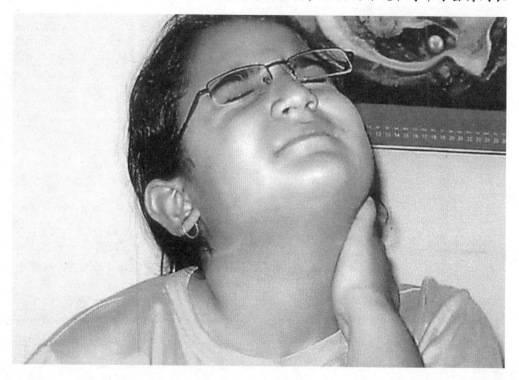

久的保障。

从小肥嘟嘟的你一直备受宠爱，突然有一天，当你发现周围所有人的目光都充满了对你臃肿笨拙体态的嘲笑和歧视时，你是否会有从天堂坠入地狱之感，恨不能找个地洞躲起来？于是，你开始远离人群，拒绝参加一切集体活动，心理变得极为敏感，认为所有人都在你背后指指点点，攻击你，给你起各种各样侮辱性的外号。步入社会之后，内心久闭不开的你更是唯唯诺诺，工作总是找不到自己最喜爱、最适合的，即便在并不得心应手的工作环境下拼命努力也还是赢得不了

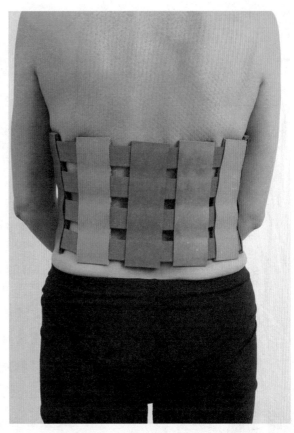

※ 当今社会"自惭形肥"的人比比皆是

老板和同事的认可，升职你得让位，加薪你还是得让位，所有的好事喜事总会与你擦肩而过。事业上不如意的你，在生活中也难以觅到真心等候丑小鸭蜕变成白天鹅的王子，眼看着大街上双双对对、卿卿我我，内心酸楚的滋味更加笃定了自己苦大仇深的肥胖宿命。潜移默化中，你早已认可了社会歧视肥胖厌恶肥胖、肥胖即是罪恶的观念，过度自卑的心态致使你认为自己一无是处，完全无法客观、平衡地审视自己，最终使你沦为破罐破摔、自暴自弃的苦情人。千万不要以为这一连串因肥胖引发的悲剧只是个别故事，其实当今社会像这样"自惭形肥"的人比比皆是。

正上初中二年级的玲玲本是处于青春发育阶段

你知道吗

哪些人容易反弹?

★ 快速减肥者：这些人希望在短时间内达到快速减重的成效，因此，往往采用腹泻的办法，致使水分丧失而脂肪依然存在，不仅达不到减肥的目的，反而容易反弹。

★ 饥饿节食减肥法：不吃东西总能瘦吧？很多人为减肥甚至连饭都戒了。可人是铁饭是钢啊，哪能长期不吃不喝？享不到口福不说，一旦开戒，前功尽弃。

★ 遗传性肥胖一族：先天带有肥胖基因，虽然相信"人定胜天"，但需要付出比别人更大的努力。

★ 盲目减肥未找出原因者：肥胖的类型有很多，如单纯性、病理性等，只有对症下药，才有可能达到良好的减肥效果，切忌盲目减肥。

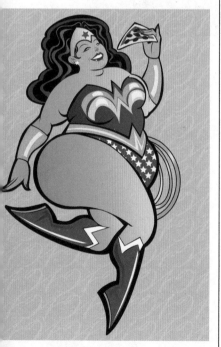

※ 肥从口入

的妙龄少女，可惜从小学开始就一直肥胖的她总是沦为同学们取笑的对象。特别是上了初中以后，同学们都逐渐接受了社会主流的窈窕审美倾向，人人都开始注意自己的美丑。同学们给非主流身材的玲玲起的外号更是层出不穷。自尊心很强的玲玲非常在意同学们叫她的外号，尽管她也不喜欢自己肥肥的身躯，也知道这样不漂亮，可是听到"胖妞"等含有贬义侮辱的外号时，总是气不打一处来，偏要抓着同学理论，结果一来二去就吵了起来。然而她越是争吵，给她起外号的同学就越多，并且外号也越是花样翻新、闻所未闻，如此便形成了恶性循环。玲玲能谈得来的朋友越来越少。她每天都生活在不快乐当中，自卑的情绪已经严重影响到了她的日常生活和学习。

这种因为肥胖而引发青少年自卑自闭甚至精神抑郁的例子很多，尤其是当今物质生活的丰富加上父母家人等过分的溺爱，更给儿童或青少年的肥胖提供了滋生、发展的条件，也因此造成了一连串负面的社会效应。

重庆璧山县璧城街道璧青公路桥下，一名 13 岁的流浪儿引得数人围观。这名流浪儿赤裸着上身坐在桥下一条石凳上，一条灰色裤子掉到胯部，肥胖的身躯宛如一尊罗汉。当地的村民朱婆婆说，这个流浪儿昨天下午乘坐了一辆出租车到这，因为身上没有钱付不起车费，结果被出租车司机痛打了一顿，头部还被打破了。可是流浪儿自己却说母亲生下自己就死了，由于吃了婆婆喂的激素长得太胖，爸爸和后妈嫌弃自己，被赶出家门后，自己一路乞讨才到璧山。他还清楚地说出了自家的电话号码和父亲的名字。璧城街道的保洁员看到这个可怜的孩子身上又脏又臭，便把他喊到附近的河沟洗了个澡。后经现场测量称重，流浪儿身高、腰围均为 1.41 米，体重 114 公斤。

※ 过度自卑的心态致使你认为自己一无是处，完全无法客观、平衡地审视自己，最终使你沦为破罐破摔、自暴自弃的苦情人

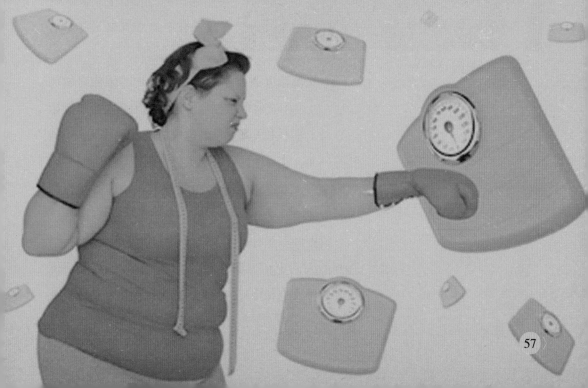

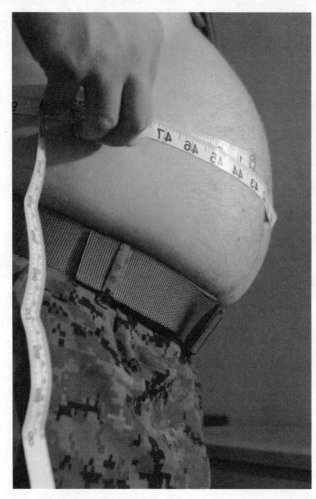

※　男性普遍腹部肥胖

当地群众把流浪儿送到璧山县救助管理站。没想到管理站的工作人员见到流浪儿犹如见到相识很久的老朋友一样。原来，流浪儿两个月前就曾到过此地，被救助站送回家。后来他再次流浪到此，被派出所送到了救助站。正当他们准备再将他送回家时，他坚决不上车回家。与其家中联系，家里人也不愿意接。经过多方了解得知，其实家人对流浪儿非常好，但是过度的肥胖不仅使小小年纪的他身体出现畸形，就连他的心理也开始出现问题，他经常往外跑，用流浪的方式来逃避学校、社会以及家里人异样的目光。

上文流浪儿种种极端的行为都是源于他自卑的心理。社会不宽容的歧视风气过早地摧残了孩子健康的心灵，让本来天真快乐的他提前碰触到了现实中残酷的一面，这与他的心理承受能力是完全不相符的，可能会导致他仇视社会、报复瘦人等诸多心灵扭曲的后遗症。

历史的车轮让人类又转动到了以瘦为美的时代，肥胖的人们走在外面就像展览馆里移动的展品一样招致各种议论和鄙夷的目光。如果仅仅是看热闹也就罢了，世俗的人世间远比想象中复杂得多，眼球只喜欢美丽的事物，总是有意无意地对漂亮的、可人的、窈窕的宠儿亮起绿灯，在学习或工作中，即使这类宠儿拿不出特别令人满意的成绩，但就因为他们的身材符合主流社会的审美，因此人们总是会有意无意地忽略他们身上的其他不足。可是，如果面对的是大块头的胖人，他们身上的每一处缺点都可能会跟随身材一起被无限放大。

当肥胖臃肿的人出现在商场、超市等公共场合时，歧视的目光比比皆是，歧视的行为更是数不胜数。这些难堪对于胖人来说还都可以忍受，大不了装作熟视无睹，眼不见心不烦罢了，可是涉及解决生存问题时，恐怕就不能睁一只眼闭一只眼了。

受金融危机的影响，IT 行业整体衰退，企业的大幅度裁员也波及了身为著名跨国 IT 企业区域销售经理的小孙。小孙心想："此处不留人，自有留人处。"可万万没有想到这一待就是大半年。其实这期间，小孙也曾去过很多家公司应聘，但最终没有一个成功的。这里原因很多，诸如刚开始总放不下经理的架子，并希望获得与原来相同水平的工资或者更高。另外，IT 行业的复苏要比原来预期的慢很多，种种原因迫使小孙赋闲在家过着吃完就睡的神仙日子，结果本来就大腹便便的小孙体重暴涨到 98 公斤，早已超出正常范围的 34%。挺着"将军肚"的小孙一直没有意识到肥胖正在潜移默化地成为他找工作的主要障碍。直到有一次，经朋友介绍他去了一家公司面试，过五关斩六将之后，他感觉这家公司很有希望录用自己，而自己也比较满意在此就职，然而结果却是以失败

知/识/链/接

肥胖反弹的危害

★　打乱神经系统的相对稳定，降低肌体免疫能力。

★　增加患心脏病的机会，减肥最忌三天打鱼，两天晒网，心脏难以适应体重的波动。

★　反弹使人们对减肥和自身失去信心。不能良好控制自己体重的人很难控制住生活的重心，情绪波动大。

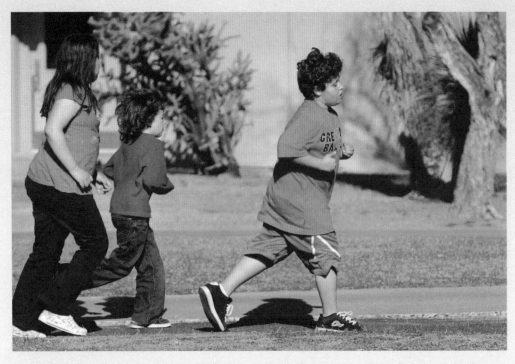

※　体育运动有益身体健康

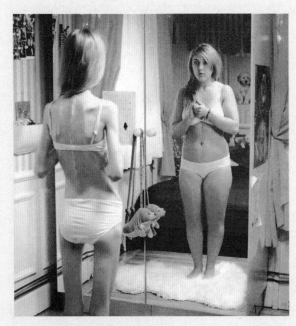

※　需要骨感还是适度的丰腴?

告终。事后，他的朋友告诉他，该公司人事部门认为他过胖，是一个没有毅力坚持减肥的人，这样的人难以胜任他所应聘的压力极大的销售工作，再说形象也不美观，在工作上会降低对客户的亲切感。朋友的一番话令小孙猛然醒悟。他开始极度懊恼肥胖身材带给他就业的歧视，尽管小孙从来没有在工作上输给任何人，但这次却被肥胖绊了个大跟头。于是他不得不承认脱离社会主流审美会让自己陷入异类的黑洞，任凭你再有优秀的本领、突出的工作实力也不会赢得展示的机会，而这个微妙的机会往往总是更青睐身材标准抑或是完美的人。

除了像案例中小孙一样，因肥

胖找工作遇到困难外，生活、爱情、婚姻等诸多方面也会因肥胖而产生诸多烦恼。这已经足以见证以瘦为美的观念不光是让汉成帝抛弃知书达理的班婕妤而专宠赵飞燕姐妹那么简单，更是让很多普普通通如你我这样的人产生了更多烦恼。在这个以瘦为美的时代，生来不是赵家人的我们难道真的要改姓不成？

美国一家杂志所做的调查表明：在 18 岁到 35 岁的美国妇女中，有 70% 的人认为自己太胖，需要节食或减肥。当问到"什么会使她们感到最高兴"时，回答"体重下降"的人要比说"工作顺利"或"找到称心男友"的人多一倍。其实，在这些"自惭形肥"的女子中，只有四分之一的人，按身高和体重的比例来说属于肥胖，而其中已经很瘦，但仍坚称自己身体"太胖"的人，倒是占据了三分之一。由于肥

※ 　不要被肥胖压倒自信

胖或者减肥过度所引起的心理疾病是十分可怕的，像抑郁症、厌食症这些 21 世纪的流行病症侵袭了越来越多的人。更可怕的是，肥胖的人苦不堪言，不胖的人也凑热闹以图居安思危，这就给美的界定造成了混乱。而事实上，瘦也未必就是美的唯一标准，胖也不见得就不美，关键在于身体是否健康。所以，我们也不要完全以瘦与胖来判断自己或他人是美的或丑的。只要身体是健康的，心灵是乐观的，即使有一点胖，有一点丰满，也一样可以拥有快乐的人生。

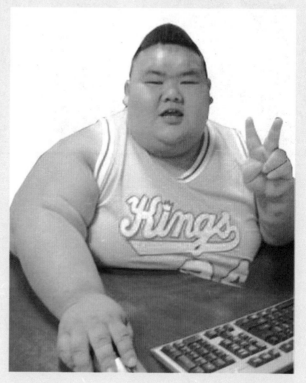

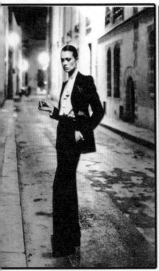 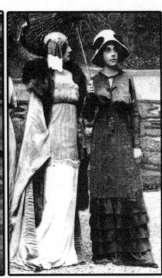 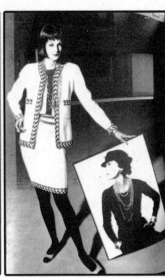 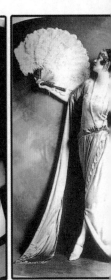

PART3

第 3 章

减肥史话

减肥不是现代人的专利, 古人喜腴但骨子里排斥肥胖, 历史上的瘦身运动虽不像现代这么如火如荼, 但历时弥久。让我们聚焦中国历史上的瘦身运动和一个世纪的减肥潮, 翻开一段尘封的减肥历史……

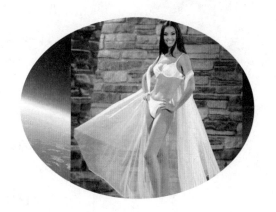

中国历史上的 瘦身运动 >>

ZHONGGUO LISHISHANG DE

HOUSHEN YUNDONG

审美是人类最原始的情感体验之一，从蒙昧到文明，人们对于美丽的理念也在不断更新。中国审美意识中的美是什么？古人是否也对身材极度苛求，是否也有五花八门的瘦身秘方？姣好容貌，优雅身姿，德才兼备，是否是放之四海皆准的美丽法则？让我们走进历史的长廊，感受中国历史上曾经的美丽。

女性审美标准的演变

中国最早的诗歌总集《诗经》有云："关关雎鸠，在河之洲；窈窕淑女，君子好逑。"从字面看，"窈"是幽静的、恬静的、温柔的意思，"窕"是迷人的、轻松快活的、彬彬有礼的意思，"淑女"总括了纯洁或贞洁的女性形象。姣好的形体条件兼具传统社会所需的妇德，使得备受推崇的"窈窕淑女"成为中国古代女性审美的理想标准。

然而"窈窕淑女"的理想标准，由于生产力发展水平和文化变迁等因素，在各朝各代有着不同的审美表现。上古母系氏族社会中，生产与生殖决定了美的标准，粗壮结实是当时审美中美的标志，考古发现当时的女神塑像也多表现为粗壮结实。

"娥眉曼只，容则秀雅……丰肉微骨……小腰秀

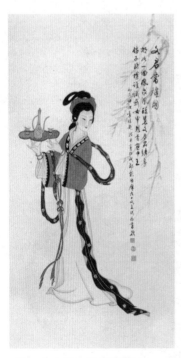

※ 古人眼中的窈窕淑女

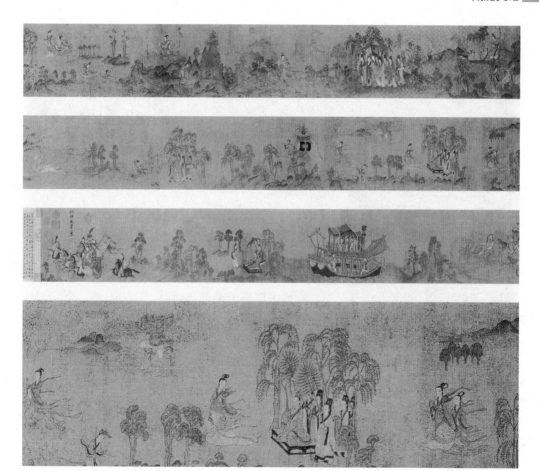

颈",这是屈原在《楚辞·大招》中对美女容色体态的逼真描写。相传屈原的学生宋玉在《登徒子好色赋》中也用"眉如翠羽,肌如白雪,腰如束素,齿如含贝"这样的句子来描写女子的美丽。从这些文学形象的描写中人们不难发现,春秋战国时期的女性之美是"柔弱细腻",人们开始注意女性的面部形象,提倡"柔弱顺从"的美女观念,贵族则盛行"精致细腻"的审美意识。

到了两汉,人们开始重视装饰,把美的欣赏玄学化,使得审美达到了哲学的高度,人们推崇"内外兼修"的华丽之美。正如曹植在《洛神赋》中对

※ 顾恺之《洛神赋》图再现了"翩若惊鸿,宛若游龙"的洛神之美

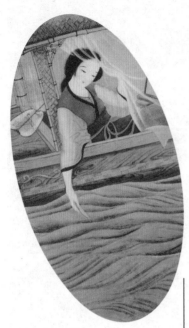

※ 汉代女子画像

洛神形体容貌之美的描写："其形也，翩若惊鸿，宛若游龙……远而望之，皎若太阳升朝霞；迫而察之，灼若芙渠出绿波……修短合度；肩若削成，腰如约素；延颈秀项，皓质呈露……仪静体闲；柔情绰态，媚于语言。"直到南北朝时期，人们对女性的审美观似乎完成了一个循环——从崇尚健康自然退化到过度的、病态的雕饰。

然而，在先秦两汉时期，女性的美还没有取得独立的价值，人们虽然欣赏女性之美，但往往强调道德，更有以德压美的倾向。在当时物质条件匮乏的条件下，女性的服装饰品简单古朴，头上只挽一个发髻，没有其他装饰，衣服、鞋子和男性几乎没有差别。不过，这个时期女子"丰肉微骨"的体型，却奠定了中国古代女性美的基本格调。

从魏晋时期开始，人们渐渐懂得欣赏并珍视女性之美，甚至有了"妇女德不足称，当以色为主"的说法。在美的独立宣言下，女性对美的追求开始从自发走向自觉。这个时期女子大多穿广袖短襦，及地长裙，束"抱腰"，并用衣带来装饰，头上插戴花钗和步摇是流行的美丽潮流；几经修饰，她们走起路来衣襟飘飘，环佩叮当，将女性的温婉妩媚、婀娜多姿一展无余。

国力强盛、文化繁荣、对外开放、对内宽松，中国封建社会的鼎盛时期当属隋唐，这段时期社会对妇女的束缚也相对较少，雍容富态、健康自然成为美女的主要特点。女子以丰腴的体态为美，高耸的发髻同飘扬的披帛相得益彰，尽显端庄大方之美，从女子婉丽温雅的高贵气质中人们似乎也能依稀捕

捉到些许的"盛唐气象"。不能不说的是，唐代女子的装扮是中国历代女性中最为大胆和性感的，这在名画《簪花仕女图》中即可得到印证，图中所画的女子皆云鬓蓬松，上戴硕大折枝花，同簪华丽步摇钗，身着轻薄花纱衣，另披轻纱彩绘帛，内衣半露，上有团花簇拥，这种袒胸露臂的性感装束在我国古代可谓空前绝后。同时唐代女性的着装还十分自由，宽袖窄袖，华服胡服，女装男装，皆顺己愿，为女性的柔和之美又平添了几分阳刚之气。

宋朝以后，封建社会开始走下坡路，时代精神和审美习俗也渐为改变，盛唐时期柔和阳刚兼具的大气之美渐渐让位于阴柔之美。哀婉幽怨取代了开阔豁达，孱弱纤细取代了丰满典雅，女性美从华丽、开放走向了清雅、内敛。"昨夜雨疏风骤，浓睡不消残酒，试问卷帘人，却道海棠依旧。知否，知否，应是绿肥红瘦。"一首《如梦令》尽显一代才女李清照的柔弱与婉约。

宋代人们对美女的审美渐渐倾向文弱清秀：削

※　唐代周昉的《簪花仕女图》

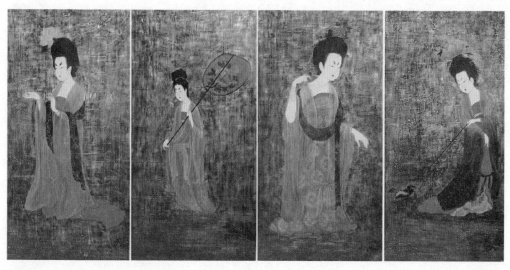

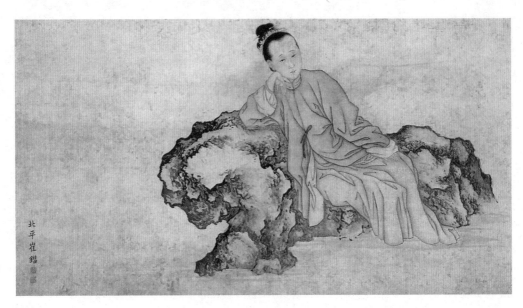

※ 宋代才女李清照画像

肩、平胸、柳腰、纤足，其中对后世影响最大的当属"五代缠足"。五代南唐时，有一位宫女轻盈善舞，用帛缠足，足纤小如弯月，穿素袜在六尺高的金制莲花上跳舞，深受南唐后主李煜的宠爱，从此开始，缠足之风逐渐盛行宫廷。北宋中叶以后，人们渐渐形成了对"三寸金莲"的追崇，"三寸金莲"也成为宋元明清时期女性美的典型标准。

从明代开始，人们开始逐渐注重女性形体的完整美。明代才女叶小鸾在《艳体连珠》一书分别吟咏了女性的发、腰、足和全身，她的母亲沈宜修之后又写《续艳体连珠》，咏叹了眉、目、唇、手四个部位，这也从一个侧面反映出了当时人们对女性整体美的追求。黑而长的秀发，柔软纤细的腰身，纤细窄小的脚，这正是明代以瘦为美的标准。

"蝤首、杏唇、犀齿、酥乳、远山眉、秋波、芙蓉脸、云鬟、玉笋、黄指、杨柳腰、步步莲、不肥不瘦、长短适宜"，清人徐震的《美人谱》，将女性容貌与形体之美描述的得淋漓尽致。不过，受西方影响，民国初年，女性不再以缠足为美，由自然美渐渐走向性感美，中国美女的标准也逐步与西方国家接轨，赛金花、胡蝶成为人们心目中的美丽代表。

新中国成立后，苏联的美丽之风也曾刮入到中国，喀秋莎一度成为人们心中的偶像。"文化大革命"中受政治宣讲的影响，女性的美丽标准就是禁忌美丽，扭曲了的审美观直到改革开放才得以渐渐恢复，人们感觉到了美的召唤。

历史悠久的瘦身运动

曾经有人依据《诗经》《楚辞》《战国策》《列子》《淮南子》《昭明文选》等古籍归纳出中国古代人心目中的美女标准：年轻，身材适中，削肩，皮肤白皙细腻，黛眉明月，长垂双耳，隆鼻，朱唇，齿如贝露，黑亮的浓发。实际上，通常中国的典型美女大概可分为两种类型：一种如唐朝杨贵妃般体态丰盈，好比牡丹花；另一种则是汉朝赵飞燕型的纤细美女，恰似杨柳之姿。一个是贵妇美人，另一个是纤瘦美女，这也是被人们津津乐道的"环肥燕瘦"。

不过，虽然中国素来崇尚中庸之道，但在女子身材方面，还是比较偏好后者的，这一点从古代典籍中可略见一斑。当然，我国古代对于纤细的追求绝对不仅仅止于文字的记载，回顾历史，人们为美丽而瘦身的故事不计其数。

说到中国历史上的瘦身运动，不能不从最著名的"楚腰"减肥运动说起。那时，人们对苗条的追求似乎比今日有过之而无不及。2 500年前，楚地，

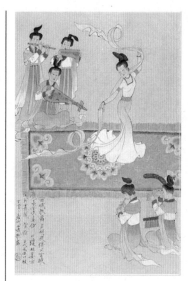

※　轻盈宫女翩翩起舞

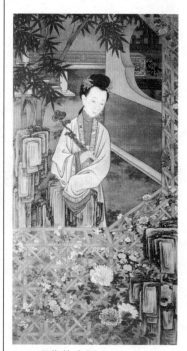

※　明代仕女图

楚灵王修建的章华细腰宫，宫中美女清一色减肥节食势将瘦身进行到底，有的甚至因长期不能果腹而香消玉殒，究其原因，只因"楚王好细腰"！从此，因饥饿而形成的小细腰即被冠以"楚腰"之衔。

只是，这场运动并没有这样就此结束，其波及范围之广堪比当今——男人也未能幸免。因为楚灵王不仅喜欢细腰的女人，也喜欢细腰的男人，纵观朝中受重用的大臣都是细腰之人，一旦肥胖则有被罢官甚至处死的危险。于是，全国上下仁人志士纷纷节食，瘦身运动可谓浩浩荡荡。每人每天只吃一顿饭，屏气凝神，甚至到最后需要扶墙而起，人人面色灰黄……人瘦了，腰细了，似乎也节省了粮食，人们迎合着灵王荒诞不经的喜好。

一朝天子一朝臣，在封建社会中，谁人又能抵得过帝王的意愿呢？《汉杂事秘辛》一书记载了这样

※ "楚腰"舞姬

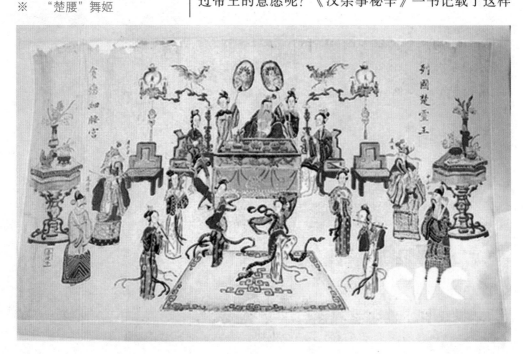

一件事：汉代帝王对瘦美人亦是情有独钟。汉武帝想册立梁商 16 岁的女儿梁玉莹为后，事先派一个叫吴姁的女官，前往检查梁玉莹的身体。下面这段描写足以反映当时人们对女性形体的审美观念。

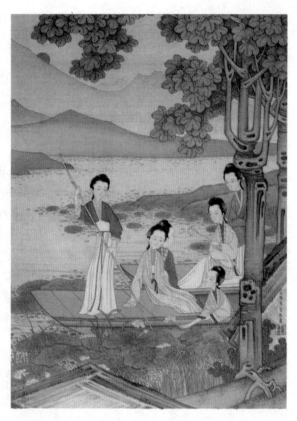

"目波澄鲜，眉妩连卷，朱口皓齿，修耳悬鼻，辅靥颐颔，位置均适……肌理腻洁，拊不留手。规前方后，筑脂刻玉。胸乳菽发，脐容半寸许珠。私处坟起，为展两股，阴沟渥丹，火齐欲吐……血足荣肤，肤足饰肉，肉足冒骨。长短合度，自颠至底，长七尺一寸，肩广一尺六寸，臂视肩广减三寸，自肩至指，长各二尺七寸，指去掌四寸，肖十竹萌削也。髀至足长三尺二寸，足长八寸。"

※　清代妇女画像

"汉宫飞燕"的柔软纤腰连同她的舞姿被人们视为苗条纤细的极致。传说一次她在太液池旁舞蹈，恰逢风起，如果不是旁人动作快抓住了她的裙边，也许她就乘风而去了。据说汉成帝得知后，怕大风真把她吹跑，特地为她筑起了"七宝避风台"。在操控时代潮流风向标的帝王审美取向下，恐怕汉代的减肥瘦身运动应该也是如火如荼似今朝吧。

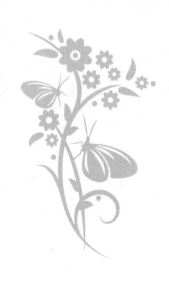

以瘦为美源远流长。魏晋时期还流传着一个极度苛刻的美女衡量方法，人们将沉水香筛成粉末，撒在象牙床上，如果哪位美女经过时没留下痕迹，就会被赐予珍珠百粒；留下痕迹的人，则必须节食减肥。

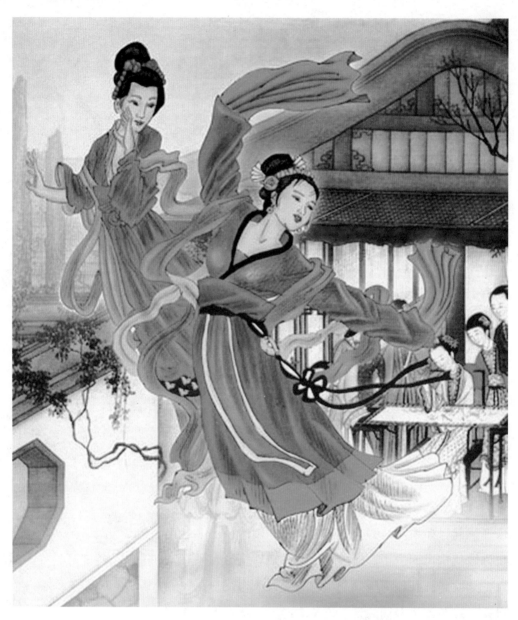

※ 汉宫飞燕

据《南史·徐勉传》所记，梁朝时，著名舞女张净琬腰围只有一尺六寸，也能像赵飞燕一样掌上起舞。

　　或许，像大多数人所憧憬的那样，唐代是女人的梦幻天堂，丰盈到刚刚好的美，无需刻意节食，不必辛苦运动，而自唐代之后到近代以前人们对于女性的审美与喜好虽然不是"以胖为美",但却也没有了的苛求,似乎人们开始渐渐懂得去寻找那胖与瘦、美和丑之间的平衡。

中国古代瘦身经

中华民族孕育了五千年的历史,在这充满智慧的文化中关于传统的中医药文化对瘦身与美丽是功不可没的。从古籍描述中,我们可略见一斑。对于肥胖的症状和分类,《灵枢·逆顺肥瘦》中有这样的描述:"(肥人)广肩腋项,肉薄厚皮而黑色,唇临临然,其血黑以浊,其气涩以迟。""(土型之人)圆面、大头、美肩背、大腹、美股胫、小手足、多肉";"(水型之人)大头廉颐、小肩、大腹"。其中土型之人大概说的就是全身性肥胖者;而水型之人则是腹部局部肥胖者。

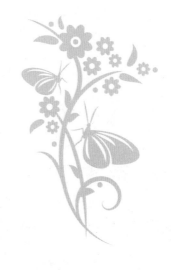

同时,"脂人""膏人""肉人"的分类法在《灵枢》中也有记载:"人有肥、有膏、有肉……肉坚,皮满者,脂;肉不坚,皮缓者,膏;皮肉不相离者,肉";"膏者,其肉淖……多气而皮纵缓,故能纵腹垂腴";"肉

📷 知/识/链/接

瘦身药方

决明子一两,山楂二钱,车前子三钱,陈皮二钱,何首乌一钱半,甘草一钱,枳壳一钱。这副药方对于热性体质的人比较适合。

功能:决明子,有清肝明目、润肠通便的功能。山楂有活血化瘀、消食化积的功能。所以,若你有消化不良的情况,山楂可以帮你改善。车前子,利水通淋,清肺明目。陈皮通肠道、解热,所以可以用在热性体质的人身上。何首乌,补肝肾,益精血,润肠通便,解毒。枳壳,有行气宽中除胀的功能,用于胸胁胀痛、食积不化、痰饮内停等。甘草,补脾胃,润肺,止咳,清热,解毒等。(仅供参考)

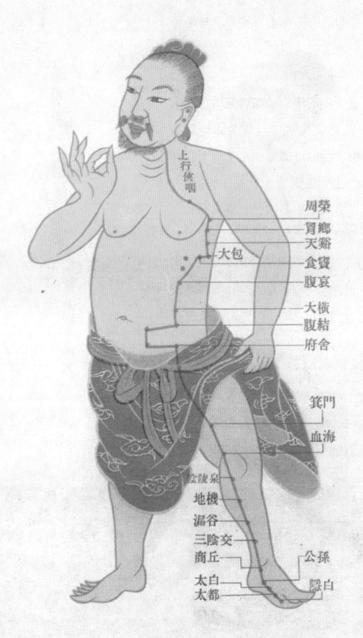

足太陰脾經之圖 凡二十穴 左右共四十穴

上行俠咽

周榮
胸鄉
天谿
食竇
腹哀
大横
腹結
府舍

大包

箕門
血海

陰陵泉
地機
漏谷
三陰交
商丘
太白
太都

公孫
隱白

圖五十八——仿明版古圖（四）

※　古代中医认为肺、脾、肾等效能失调可以导致人体肥胖

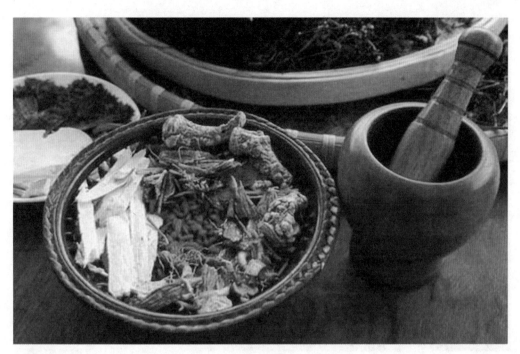

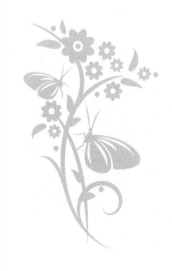

者，身体容大；脂者，其身收小"，据说这是世界医学史上最早根据脂肪分布对肥胖症进行的分类。

※ 减肥中药

　　而对引起肥胖的病因古人亦有较为系统的研究。人们通过生活经验，逐渐认识到肥胖与痰湿、气虚有很大的关系。元代医学家朱震亨在《丹溪心法》中说："肥白人多湿"，"肥人多是痰饮"；明代张景岳的《景岳全书》亦有记载："……肥人者，柔胜于刚，阴胜于阳者也。且肉与血成，总皆阴类，故肥人多有气虚证。"清代陈士铎的《石室秘录》也说："肥人多痰，乃气虚也，虚则气不能营运，故痰生之。"

　　简言之，古代中医认为肥胖多由痰、水、湿、瘀而成，如果肺、脾、肾等效能失调，使湿受到阻滞，便会导致痰、湿、瘀凝聚于体内,形成肥胖现象。另外，如果脾胃气虚和心情不好也会导致肥胖：脾胃气不足，不能正常化生精血，运输营养至身体各部分，便

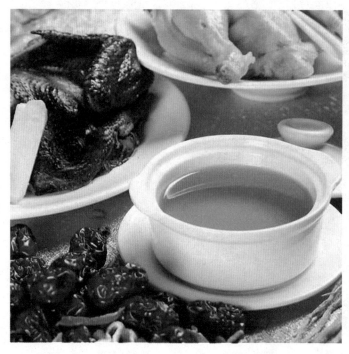

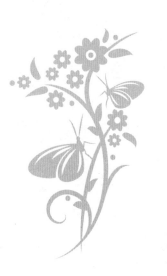

大柴胡汤《金匮要略》处方：柴胡、生姜各15克，半夏、黄芪、芍药、枳实各9克，大枣12枚，大黄6克

会产生膏脂痰湿于体内，最终形成肥胖；而精神长期处于紧张状态，则会造成脾肾气虚，且使肝胆失调，不能净浊化脂，这样也容易使体内积聚脂肪而引起肥胖。

除了对肥胖症本身的论述，传统中医还对肥胖并发症及其危害进行了初步的总结。如《素问·奇病论》中谈到了肥胖症与"消瘅"（即消谷善饥，属于糖尿病范畴）的关系："脾瘅……此肥美之所发也，此人必数食甘而多肥也。"由此可见，古代人们已经认识到了过食肥甘易导致肥胖症，并具有进一步引发糖尿病的危险。并且古人在《素问·通评虚实论》中还论述了糖尿病可进一步诱发脑血管疾病："消瘅，仆击，偏枯，痿厥。"

当意识到肥胖的危害后，在古代的环境和条件下，人们是怎样与脂肪斗智斗勇的呢？又是怎样对症下药，药到病除的呢？如《素问·通评虚实论》里"甘肥贵人，则膏粱之疾也"所述，中医早已认识到了饮食与肥胖症的关系——控制饮食成为治疗肥胖的最常用方法之一。

将植物、动物、矿物的性质与人体所需相结合是中医智慧的精髓所在，正所谓"以人为本""天人合一"，于是中国特色的古代瘦身法——中医药疗、理疗法应运而生。中医通常用化湿法来治疗由脾运不健聚湿而导致的肥胖，泽泻汤、二术茯苓汤、防己黄芪汤等都是有效良方。祛痰法用于治疗痰浊肥胖，症状主要是气虚胸闷、嗜睡懒动，病情轻的，可服用二陈汤、平陈汤、三子养亲汤，严重者用控涎丹、异痰汤等。如果肥胖浮肿、少尿、腹胀，服用利水法的五皮饮、导水茯苓汤、十枣汤之类的必能消除症状。大腹便便，大便干结，行动不便则多因嗜食肥甘厚味所致，可用以轻泄为主的通腑法治疗，服用大承气汤、小承气汤、调胃承气汤或单味大黄片。食欲无进而肥胖者可用消导法，一般消肉积用山楂，消面积用神曲，消食积用麦芽，合而为三仙饮，对营养过剩性肥胖有一定效果。疏肝利胆法用于治疗肥胖，也兼用于治疗肝郁气滞或血瘀等症状，常选温胆汤、疏肝饮（柴胡、郁金、姜黄、薄荷）、消胀散（砂仁、莱菔子）、逍遥散（丸）等。如果出现脾虚气弱，胃纳减少，体倦、胖而无力等症状，可用健脾法，常用方如参苓白术散、异功散、枳术丸、五苓散等。

列举以上几种中医书籍中的瘦身中成药方，

※　汉代名医张仲景的《金匮要略》中有一些中药瘦身药方

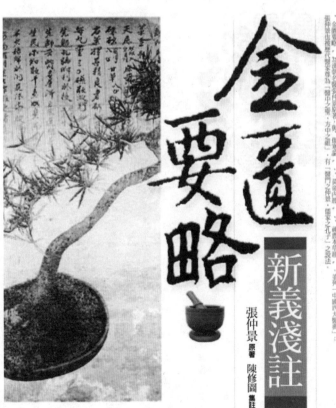

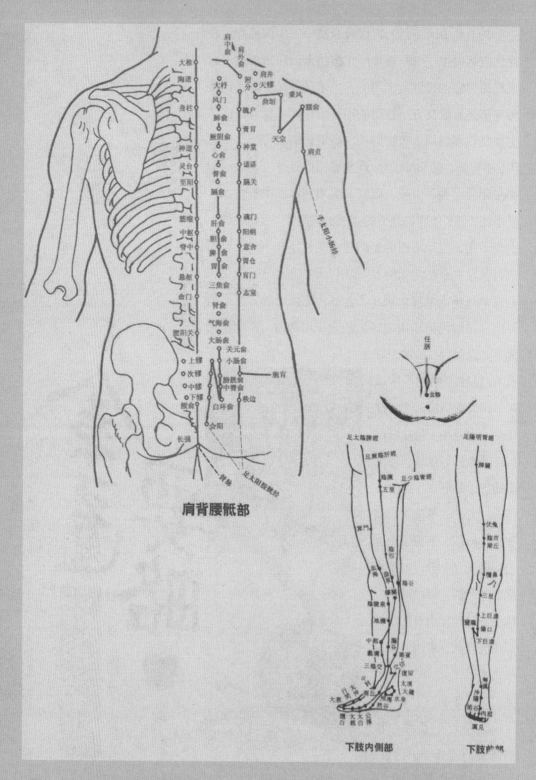

肩背腰骶部

下肢内侧部

下肢前部

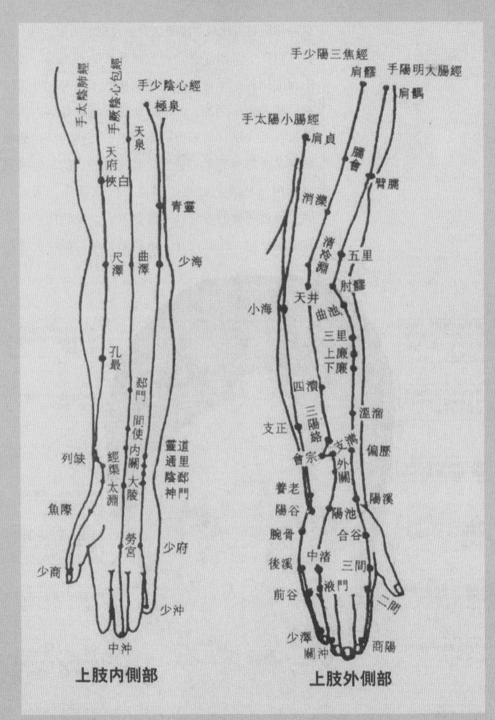

上肢内侧部　　　　　　　上肢外侧部

※　人体穴位图谱

也许你能对古代药物减肥法有更直观的认识。

　　而在中医理疗上，针灸减肥法源远流长，可谓中国的国粹，早在 6 世纪就流传到了国外。针灸包括针法和灸法两种，其中针刺法采用银针刺入穴位及患病处皮肤，再施以适当手法，使病人产生酸麻胀痛及冷热等感觉，达到美容瘦身的目的；灸法则是运用艾柱等药物置于相应穴位及部位上用火点燃，通过药物的渗透及局部热效应，使肌体产生各种生理反应，达到瘦身、治病的目的。而针灸法在

※　面部刮痧示意图

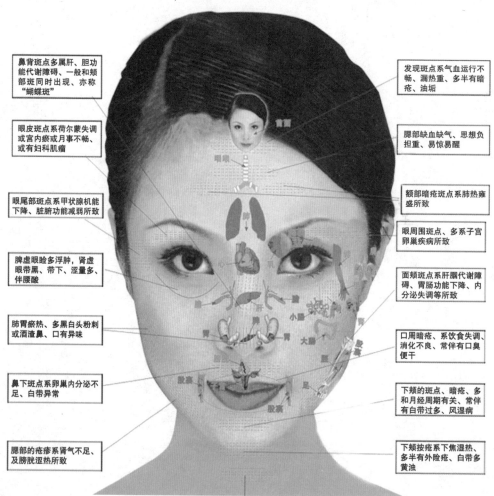

鼻背斑点多属肝、胆功能代谢障碍、一般和颊部斑同时出现、亦称"蝴蝶斑"

眼皮斑点系荷尔蒙失调或宫内瘀或月事不畅、或有妇科肌瘤

眼尾部斑点系甲状腺机能下降、脏腑功能减弱所致

脾虚眼睑多浮肿，肾虚眼带黑、带下、涩量多、伴腰酸

肺胃瘀热、多黑白头粉刺或酒渣鼻、口有异味

鼻下斑点系卵巢内分泌不足、白带异常

腮部的疮疹系肾气不足、及膀胱湿热所致

发现斑点系气血运行不畅、漏热重、多半有暗疮、油垢

腮部缺血缺气、思想负担重、易惊易醒

额部暗疮斑点系肺热雍盛所致

眼周围斑点、多系子宫卵巢疾病所致

面颊斑点系肝腘代谢障碍、胃肠功能下降、内分泌失调等所致

口周暗疮、系饮食失调、消化不良、常伴有口臭便干

下颊的斑点、暗疮、多和月经周期有关、常伴有白带过多、风湿病

下颊按疮系下焦湿热、多半有外险疮、白带多黄浊

减肥瘦身方面的具体应用则是根据患者的个体差异进行辨证选穴，然后刺激相应的穴位以疏通经络，调和气血。一方面抑制肥胖者过大的食欲，减少进食量，同时抑制亢进的胃肠消化吸收功能，控制机体对营养物质的吸收，从而减少机体能量的摄入与储存；另一方面，针灸可促进能量代谢，增加能量的消耗，促进脂肪分解，最终实现减肥效果。

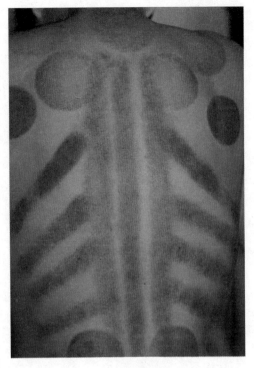

以传统医学中的经络学说为依据的推拿减肥法，也是中医常用的减肥方法之一，又叫"按摩减肥法"。它是通过点按穴位和按摩有关部位，疏通经络，调整阴阳，宣通气血，改善脏腑功能，从而促进新陈代谢，加速脂肪分解。按摩减肥主要是作用于局部，如腹部、臀部、四肢、肩背部等，采用拍、推、揉、按、摩、捏、拿等手法：如按摩四肢以推、拿、拍等手法为主；在肩背部则以按、揉、推、拿等手法为主。

※　刮痧效果图

其实，在中医理论的基础上，民间也有不少瘦身小秘方。

特殊的物理疗法刮痧是中国最古老的民间疗法之一，古时穷人无钱求医，便用刮痧自我医治。以刮出体内毒素为机理，对于中暑头昏、腰酸腹痛等症状，刮痧可谓"刮到病除"。而作为减肥的方法之一，刮痧更是效果显著。因为肥胖本身就是气血瘀滞、经络阻塞、毒素囤积所致，中医经络学理论认为，从疏通气血、发汗解表、舒筋活络、活血化瘀等方法调整脏腑，最终使阻滞的经脉将有害

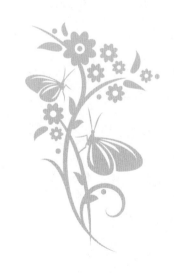

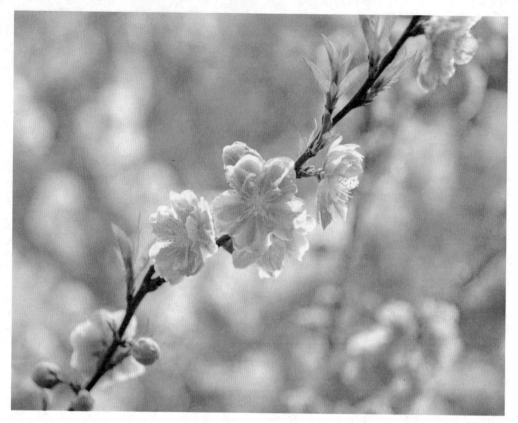

※ 美丽的桃花具有荡涤痰浊
及促进新陈代谢的功效

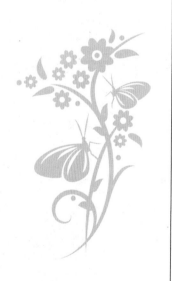

物质、秽浊之气迅速排出体外，从而达到快速减肥的目的。

除了上述古代医书和民间流传的瘦身法外，古代爱美女性还发明了一些独特的瘦身法。其中桃花减肥法和舞蹈瘦身法便是其中比较有代表性的两种方法。

史传体态丰盈的杨贵妃曾用单味桃花减肥，方法很简单，川桃花 10 克泡水，随时饮用，不但能减肥，消水肿，还能使肤色白亮红润，可谓一举两得。桃花方在《肘后方》《千金要方》中都有收载，均指出其可"细腰身"。探究其理，是因桃花具有荡涤痰浊，并有促进新陈代谢的功效。

舞蹈瘦身法的历史则比较久远了。据记载，古代女性的健身舞要追溯到远古时代，当时洪水泛滥，天气潮湿，百姓皆因寒冷缩头缩脚而导致血液不通，于是有位名叫阴康氏的部落首领就带领大家一起跳舞，渐渐地，身体暖和了，血液流通也顺畅了，大家便把这舞蹈取名为"消肿舞"。

"亭亭玉体，宛似浮波菡萏，含露弄娇辉。轻盈臂腕消香腻，绰约腰身漾碧漪。明霞骨，泌雪肌。一痕酥透双蓓蕾，半点春藏小麝脐。"中国是文明古国，有着别具韵味的民族审美情趣，然而中国也是世界版图中不可或缺的一块，亦会受到世界审美潮流波动的影响。

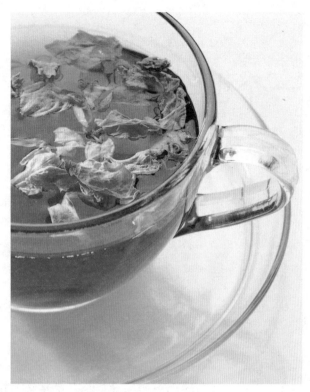

※　三花减肥茶

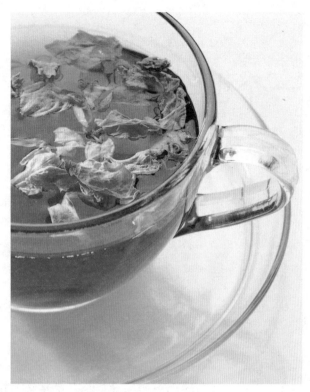 知/识/链/接

中医减肥自制药方

三花减肥茶

玫瑰花、茉莉花、玳玳花、川芎、荷叶各9克，研末。每日服1包，开水冲泡，每日2~3次，早晚服，亦可早晚服1包，连服3个月。该方主治单纯型肥胖症。

荷术汤

荷叶、苍术、白术、黄柏、牛膝、薏苡仁、黄芩、桂枝、木瓜、茯苓、泽泻、山楂、车前草、虎杖、夏枯草、甘草各等份，水煎服。该方主治高脂血症、高血压型肥胖症。

还童茶

槐角30克。开水冲服，每次1~3克，每日3~4次。该方主治年老体弱肥胖症。

一个世纪的减肥潮 >>

YIGE SHIJI DE JIANFEICHAO

人们在审美评价中总会遵循某些尺度去评估审美对象，这些尺度就是审美标准。虽然在世界范围内它存在着一定的民族性和差异性，但不可辩驳的是人类的审美标准始终有着极大的共通性和互融性。

一个世纪以来，"以瘦为美"的星星之火已经燎原，"纤细"成为审美思潮中的主流，人们也对减肥这件事投以了前所未有热情。

漫话减肥史前

脂肪对于人类来说应该是很好的朋友，因为它不但是构成人体的基础物质之一，还为人们提供了生活必需的能量和抵御严寒的热量。从几万年前到几千年前的石刻壁画中，人们发现很多体态丰满的女人形象，当然这并不能代表当时所有人的体态，但至少在那样艰苦的生存环境中，人们对胖硕是崇拜的。

奴隶社会中，剥削和被剥削阶级的分离以及劳动的分化，都为"人类的肥胖"奠定了一定的社会基础。然而随着社会的发展，人们逐渐意识到，肥胖虽然代表着财富，但同时也带来了健康的隐患，在古埃及的壁画里人们就已经把肥胖视为疾病。

"肥贵人，则膏粱之疾也……其民华食而脂肥……䐃肉不坚，皮缓者，膏"，"肥，多肉也；胖，半体肉也"，从中医典籍《黄帝内经》和汉朝许慎的《说文解字》中，可以看出我国古人对脂肪的认识。

"突然死亡这种情况，往往胖者比瘦人多见"，公元前四百年，古希腊医圣希波克拉底首次全面阐述了肥胖和减肥的问题。他建议胖者减肥的具体做法是：吃饭之前锻炼，一天只吃一顿饭，睡在硬板床上，并坚持经常行走。古阿拉伯人建议胖者多吃蔬菜，吃饭之前要泡澡，并强化锻炼。

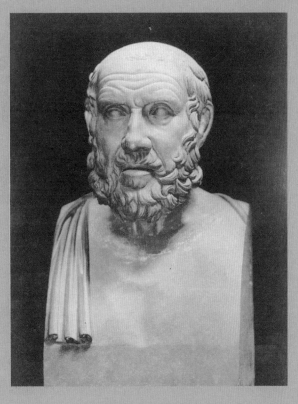

※　古希腊医圣希波克拉底半身像

欧洲文艺复兴时期，随着生产力的发展，农业有了很大的进步，玉米和土豆的产量提高，自然成了餐桌上的主食。玉米是公认的瘦身食品，而土豆却是蔬菜中热量最高的一种，并且烹饪时其吸收油脂能力极强，不知不觉中人们便吸收了双倍的热量，饮食结构也渐渐随之发生了变化。1502 年，克里斯托夫·哥伦布乘"圣玛丽雅号"第四次登陆美洲，将起源于墨西哥地区古代印第安人的一种含可可粉的食物——巧克力——第一次带回欧洲。这时候的巧克力味道苦且辣，于是人们别出心裁地加入了香料、蔗汁和牛奶，巧克力摇身成为蛋白质含量低，脂肪

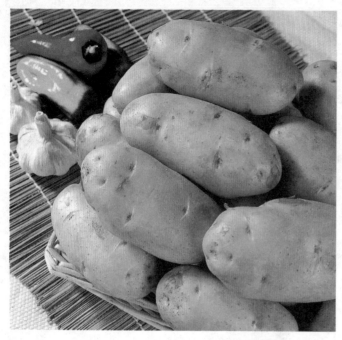

※　高热量蔬菜土豆

含量高的高热量美味食品，从此源源不断地冲击着人们的味蕾。同时咖啡文化在欧洲日渐成熟，这一刺激胃液分泌，增进食物消化和吸收的饮品连同巧克力一起，成为日后欧洲饮食文化的主要标志之一，人们的饮食习惯彻底被改变。饥荒不复存在，生活变得安逸，肥胖便悄然而至。

　　到了 18 世纪，人们开始推崇平衡饮食，认为平衡饮食与锻炼能够减轻体重。19 世纪，《一封写给公众的关于肥胖的信》——人类第一本专门关于肥胖的书发行，作者韦德·班亭在书中描述了自己的节食减肥经历。图书十分畅销，节食减肥风靡一时，大家甚至把节食减肥的人都称作是"班亭主义者"。该书初步探究了肥胖是由体温低代谢慢、吃淀粉多所造成的，从而为 19 世纪末的减肥潮做出了不可或缺的贡献。

　　历史的车轮不曾停止，瘦身的星星之火亦正渐渐燎原，就在 20 世纪，一个世纪的减肥潮正浩浩荡荡地向人们涌来……

一个世纪的减肥潮

　　一位美国学者曾说：这个世界自法国革命的时代

以来，一直没有像 20 世纪初期那样以这种令人眩晕的步伐前进过，这时期的一个显著标志就是服装款式上的大起大落，它亦标志着新旧世界的矛盾与冲突。这是一个动荡不安、令人困惑的时代，也是一个生机勃勃、激动人心的时代。真正给予 20 世纪初时装界震动的是年轻的波烈，他对服饰的革命，集中体现了 20 世纪初服装的戏剧性变化。

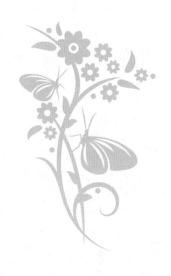

这位美国学者所说的波烈就是法国著名的幻想主义服装设计大师保罗·波烈，而他对服饰的革命产生了强大的蝴蝶效应影响着 20 世纪人们的审美理念。修长的线条与优美的裥褶，赏心悦目的直线代替了统治欧洲服饰几百年的曲线，波烈说："我致力于减法，而不是加法。"西方服装史学家称他为简化造型的"20 世纪第一人"，此时，时尚风向标拒绝肥胖的苗头初露端倪。

※ 巧克力——改变欧洲饮食文化的高热量食品

1912 年，保罗设计出了一款极端的裙子，他把裙子下摆收窄，裙长及踝，使得穿裙者没法迈出三英寸的步履，更没法跨上马车，这就是有名的蹒跚裙。时髦女子不惜用布条绑住自己的腿来适应这种蹒跚的时尚。尽管这种款式在行走时有诸多不便，但由

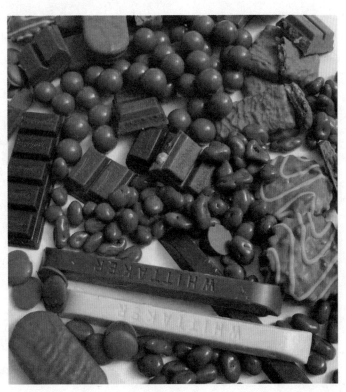

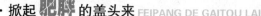

趣闻：英国人爱瘦，西班牙人爱丰满

意大利《优美》周刊调查数据显示，西班牙女性为丰满感到自豪，70%的受访者满意自己的身材；而英国女性则以瘦为美，对自己身材感到满意者仅占2%。在接受采访的5 000名英国女性中，大多数人表示不满意自己的胸部和臀部。《优美》周刊编辑说："英国女性对自己身材的评价简直可用'憎恶'一词来形容。"与此相反，西班牙女郎喜欢丰乳肥臀的"西班牙身材"，以至于在西班牙导演佩德罗·阿尔莫多瓦尔执导的影片《回归》中担任女主角的佩内洛普·克鲁兹为拍片而特意增肥，装上假臀，并突出迷人胸部。英国《星期日电讯报》载文分析说，英国和西班牙女性对待自己身材的态度差异源自不同的文化背景。西班牙家庭"爱幼"氛围浓厚，孩子从小在赞美声中成长，从而培养出一种伴随终生的自我欣赏能力和自信气质；而英国传统家庭教育不提倡自我欣赏，这也导致处于青春期的英国少女容易受他人评价的影响，从而否定自我。这种心理非常危险，不但会引起厌食症等饮食紊乱疾病，而且有害心理健康。

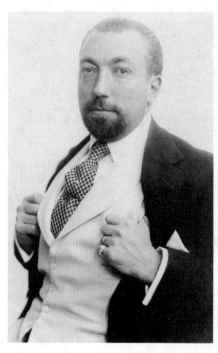

※ 法国著名的幻想主义服装设计大师保罗·波烈

于其造型简洁明快，并恰好与南美传来的探戈舞步不谋而合，故深受人们的喜爱。

当美丽与服饰对身材的要求不断提高，当显露性感身材的服装盛行于世，当人们越来越醉心于服装设计师们如法炮制的简洁与修长，或有心，或无意，显而易见，想要披上世纪初的美丽霓裳，想要不被美丽潮流所抛弃，加入瘦身的行列，势在必行！减肥瘦身的种子已经埋下，并在空气、阳光和水的滋养下，生根发芽。20世纪，人们对于肥胖的关注度和迫切度超过了以往任何一个世纪，新的研究领域更是层出不穷，不断拓宽。

20世纪40年代，美国大都会生命保险公司首席保险精算师路易斯·都柏林正式提出用身高–体重比率来作为确定肥胖程度的公式，这个公式正是今日 BMI 的前身，这也为人类历史写下了第一个健康体重的计算法。同时，心脏研究专家开始关注肥胖对心脏的影响，人们将对肥胖的研究提高到了科学水平。

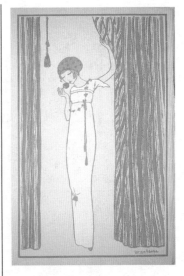

而"比基尼"泳装的设计与推出更对 20 世纪的减肥潮起到了推波助澜的作用。1946 年 7 月 18 日，巴黎时装设计师路易斯·里尔德（Lewis Reard）接过保罗·波烈的火炬，正式向世人宣布时尚列车拒绝脂肪。在此之前，"比基尼"还只是太平洋马绍尔群岛的一个无人岛屿，女性们还只敢穿着立领、平脚紧紧包裹着身体的"泳衣"到海边游泳。1946 年 6 月 30 日，在杜鲁门总统的批准下，比基尼岛上上演了核弹试爆，震惊世界；18 天后，当法国人路易斯·里尔德在巴黎推出了一款由三块布和四条带子组成的泳装时，其令世界震惊的程度不亚于那颗原子弹，于是这个聪明的法国服装设计师果断地把这种世界上遮掩身体面积最小的泳衣命名为"比基尼"。这种不足 30 英寸布料的泳衣，让曾经藏在衣服底下的脂肪无处逃遁，一览无余，更让全世界追求美丽的女

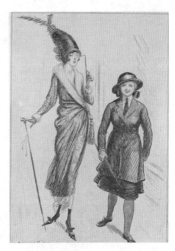

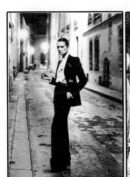
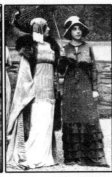
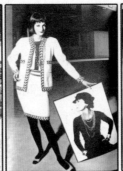
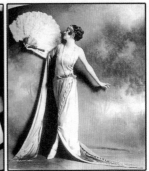

※ 时尚大师保罗·波烈的作品（一）

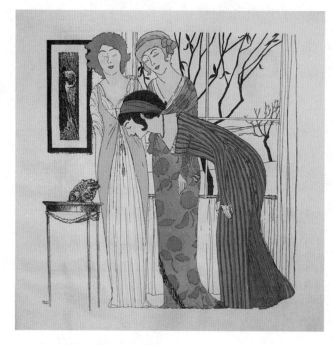

※ 时尚大师保罗·波烈的作品（二）

性开始认真考虑身材与脂肪的平衡问题，"脂肪与美无关"的论调从此无人反对。

20世纪50年代，美国政府和一些主要医疗机构开始推行"减肥行动"，越来越多的人加入到减肥的行列中来。电视这一大众传媒平台亦将其触角伸向社会最热门的潮流，以减肥为主要内容的栏目出现在屏幕上，减肥的黄金时代就此开始。

向世界宣告骨感美女时代诞生的是年仅16岁的喜欢人们以绰号Twiggy相称的英国女孩。由于在姐姐的理发店帮忙，Twiggy去拍摄橱窗展示照片："染了颜色的短发，瘦得没有女性的玲珑曲线，甚至像个小男孩；大眼睛上戴了三层假睫毛，对着镜头有种受惊的表情"，这是现今英国最有影响力的摄影师之一Barry Lategan在当时捕捉到的瞬间，后无意中在《每日快报》发现，"一张能代表1966年的脸"从此诞生。照片上的女孩迅速成为当年这个星球上最具知名度的模特：穿色彩鲜艳的超级迷你裙，露出笔直的大腿，没有胸部曲线、没有腰线、没有臀线，频频出现在各种报纸杂志上——她身高1.67米，体重只有82斤。

Twiggy带来了与以往截然不同的审美观，她的出现如同一场革命，彻底改变了人们对美的定义。这个女孩便是莱丝莉·霍恩比，第一个被称为超模的女子——"瘦行其道"新模特时代的到来成为20世纪60年代献给减肥潮的最好"礼物"，人们纷纷跳上减肥的大船。而当美国纽约长岛的家庭主妇简·尼达克把自己减重70多磅的秘方公布出来时，"体重观察"减肥法开始风靡于世。人们学着用能量摄入与消耗的平衡来观察评估体重的变化：在较长一段时间内，人体的能量消耗和摄取是平衡的，体重也是稳定的。而当能量消耗大于摄取时，体重即可减轻——不能否认，这一方法现在也很流行，因为它的实理论基础是"物质能量守恒定律"。

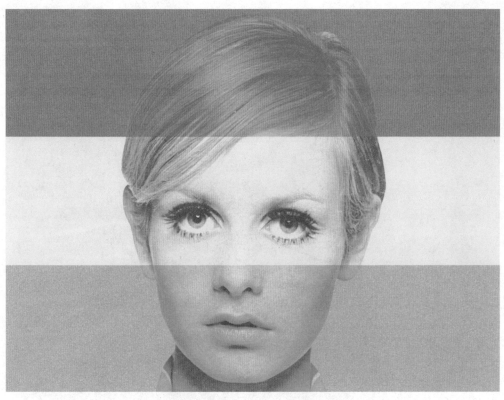

※　英国女孩 Twiggy

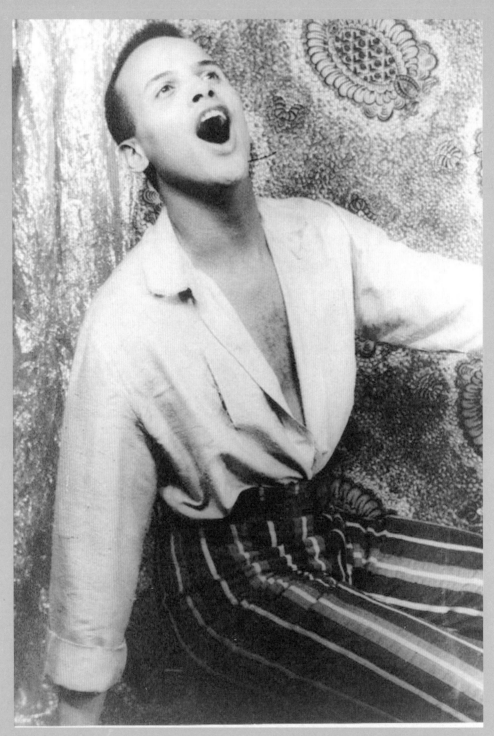

唱歌也可以减肥

世界范围里，减肥事业商业化正暗潮涌动，人们花钱把自己吃胖，然后再花钱请人帮助减肥，甚至把这个完整的过程称为拉动内需。1968年，一本《快速节食减肥法》的书畅销美国，这是历史上第一本减肥畅销书，书中记录了两位大夫所倡导的减肥理念，即如书名所示"主张少吃"。人类从此进入了对肥胖的恐惧时代。

可是，让胖人少吃总归是残忍的，因此有人反其道而行之，向古代的哲人寻求理论支持——古希腊医圣希波克拉底曾经提出让胖子们敞开吃肥肉，吃腻了就不爱吃了的"吃肉减肥法"。于是此法便走入了当时人们的视野，美其名曰：肥胖沉积主要来自碳水化合物，因此只吃肉不吃饭、不吃菜就对了。这种方法对嘴馋的人有着致命的吸引力，在 20 世纪 70 年代曾流行一时，甚至至今还有残余信奉者。不过尽管"吃肉减肥法"曾风行一时，现在人们已渐渐意识到它的弊大于益。

你知道吗

唱歌可以减肥

K 歌也是一种很好的减肥方式。歌唱时的呼吸与日常生活中说话的呼吸不大一样。平时，人们交谈时所需音量较小，气息浅，不需要很大的力度。而唱歌是为了抒发感情，是要唱给别人听的，因而要求声音既要有一定的音量，又要有一定的力度变化，并要求根据歌曲的需要，或长、或短、或强、或弱、或高、或低地有控制地输送气息。

唱歌减肥法的基本呼吸方法是腹式呼吸法，即充分利用腹部肌肉的收缩效果，促进新陈代谢，同时也可结实腹部的肌肉。一个人唱完一首歌后的氧气消耗量和跑完一百米后的氧气消耗量相比较，两者的效果相当，这也就是说唱一首歌等于跑了一百米。

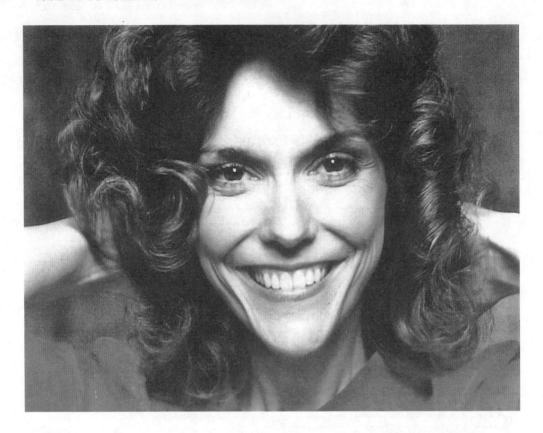

※ 卡伦·卡朋特

  20 世纪 80 年代的减肥潮中，厌食症成为新的名词，它是由于怕胖、心情低落而过分节食、拒食，造成体重下降、营养不良甚至拒绝维持最低体重食物的一种心理障碍性疾病。不得不遗憾地说，经典老歌《昨日重现》已成为历史，演唱者卡伦·卡朋特用动听的声音打动了人们，但自己却成了减肥潮流的牺牲者而不再"昨日重现"。并不胖的她，居然想到用减肥来对抗衰老，结果，因长期节食而导致她患上了厌食症，32 岁时，便香消玉殒了。

  20 世纪 90 年代，肥胖正式被妖魔化，并于 1994 年"圆满"完成。其标志事件是，这一年，美国一家著名杂志发表调查结果，18~25 岁的女性中有 54%

的人宁愿被卡车撞死也不愿意长胖，70% 的人宁愿
愚蠢没有教养也不愿意长胖。人们开始用标准体重指
数来约束脂肪的横溢，对于脂肪的恐惧，使人们开
始用化学药物、外科手术等法，跟脂肪撇清一切关系。
仅 2004 年美国人在减肥方面的花销就达到 460 亿美
元，减肥潮流一浪比一浪高。

　　21 世纪的世界仍旧在续写着上个世纪流传下来
的减肥史，人们对身材指数的要求更加严格，一时间，
减肥经济花繁枝茂，抽脂、隆胸、整形大行其道，不
过在物极必反的反思中，人们也在有意扭转过度"以
瘦为美"的观念，自然美、丰满美、知性美逐渐出
现在人们的视野中。

※　超模 Twiggy 宣传画

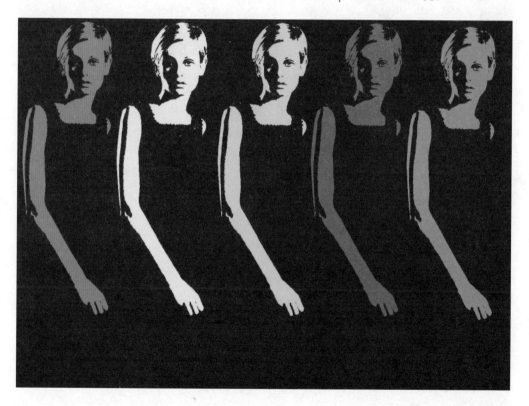

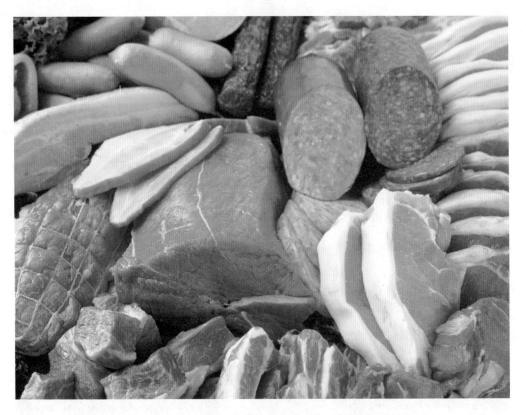

※ 琳琅满目的肉食曾经是吃肉减肥信奉者的最爱

环球小姐一段佳话

　　1958 年，哥斯达黎加小姐到达美国后才发现参加年龄要超过 18 岁，但她还差 2 个月才能达到要求，于是她诚实地告诉了大会，最终大会接受了她的诚实，允许她继续比赛，但不接受评分。

减肥潮流中的"选美小姐"

　　选美，通过评比，选拔出最佳的美女。1913 年 7 月 14 日，伦敦举行了世界上最早的选美比赛，法国、丹麦、德国、意大利、西班牙等多个国家参与其中。虽然比起现代充分暴露的瘦女们来说，那个时代较为保守的着装标准更像是姑娘们在走亲戚，但这次选美却为日后的"纤细"选美大赛奠定了基础。

　　减肥潮掀起了"选美潮"——"世界小姐""环球小姐""国际小姐""国际比基尼小姐大赛"，各种选美林林总总，犹如雨后春笋——或许，这场波及范围广、持续时间长的减肥运动带给人们的不仅仅只是骨瘦如柴的病态美。

　　"世界小姐"的评选是 1951 年英国政府为宣传旅游而创立的，是当时英国新年庆典的一部分，最初为节日比基尼竞赛，后由英国新闻界将其冠名为"世界小姐"(Miss World)。原计划只办一届，但在 1952 年"环球小姐"计划启动的推动下，组织者决定改为一年举办一次，参赛者在身着比基尼出场表演的基础上竞赛，还需参加才智比赛等，从此开辟了减肥潮中的选美新篇章。

　　当然，"世界小姐"选美并非只是意义浅薄的

※　1952 环球小姐

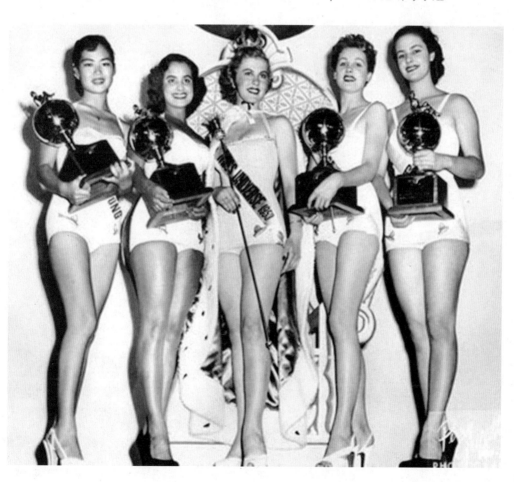

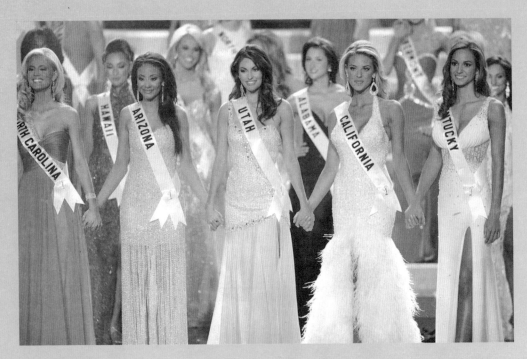

※ 选美佳丽

吸引眼球,在"有目的的美丽"的宗旨下,人们试图用美丽与智慧的化身促进世界和平,帮助饥饿残疾儿童,并树立杰出妇女榜样。"世界小姐"大赛选拔的优秀女性的确才貌双全、充满爱心,历届"世界小姐"大赛的获奖者中,也不乏后来积极从事慈善活动和公益活动的女性,因为据有相当的说服力和号召力,使她们为社会做出了积极的贡献,这也正是主办方所希望看到的结果。目前,"世界小姐"评选活动已先后在20多个国家成功举办,逐渐发展成为具有世界影响力的年度时尚文化盛典。

就在"世界小姐"比赛创立的第二年,别出心裁的"环球小姐"比赛横空出世,减肥潮中的人们初尝瘦身的甜果,并意欲使之发扬光大。被誉为全球现代时尚文化象征的"环球小姐"(Miss Universe)大赛,